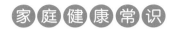

U0217130

下肢静脉曲张防治超图解

日本两国下肢诊所◎主编

孟宇乐◎译

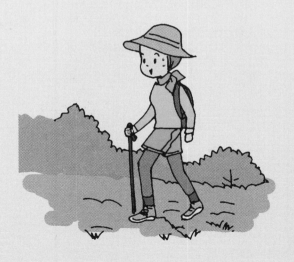

中国纺织出版社有限公司

图书在版编目（CIP）数据

下肢静脉曲张防治超图解 /日本两国下肢诊所主编；
孟宇乐译. -- 北京 ： 中国纺织出版社有限公司，2020.9
（家庭健康常识）
ISBN 978-7-5180-7396-2

Ⅰ.①下… Ⅱ.①日… ②孟… Ⅲ.①下肢静脉曲张
－防治－图解 Ⅳ.①R543.6-64

中国版本图书馆CIP数据核字(2020)第076541号

原文书名：图解 よくわかる下肢静脈瘤 きれいな脚がよみがえる!! 最新治
療と正しい知識
原作者名：両国あしのクリニック
*ZUKAI YOKUWAKARU KASHIJOMYAKURYU KIREINA ASHI GA
YOMIGAERU!! SAISHIN CHIRYOU TO TADASHII CHISHIKI* supervised by
Ryogoku Ashi no Clinic
Copyright © RYOGOKUASHINOKURINIC 2017
All rights reserved.
Original Japanese edition published by Nitto Shoin Honsha Co., Ltd.

This Simplified Chinese language edition is published by arrangement with
Nitto Shoin Honsha Co., Ltd., Tokyo in care of Tuttle–Mori Agency, Inc., Tokyo
through Shinwon Agency Co., Beijing Representative Office.
本书中文简体版经Nitto Shoin Honsha Co., Ltd.授权，由中国纺织出版社有限公司
独家出版发行。
本书内容未经出版者书面许可，不得以任何方式或任何手段复制、转载或刊登。
著作权合同登记号：图字：01-2020-1857

责任编辑：傅保娣　　责任校对：江思飞　　责任印制：王艳丽

中国纺织出版社有限公司出版发行
地址：北京市朝阳区百子湾东里A407号楼　邮政编码：100124
销售电话：010—67004422　传真：010—87155801
http://www.c-textilep.com
中国纺织出版社天猫旗舰店
官方微博 http://weibo.com/2119887771
北京通天印刷有限责任公司印刷　各地新华书店经销
2020年9月第1版第1次印刷
开本：880×1230　1/32　印张：5
字数：60千字　定价：39.80元

治疗下肢静脉曲张
不可怕、不疼、不贵

现如今，医疗的各个领域都在不断发展，下肢静脉曲张的诊察、治疗，以及专业化也在不断进步。这样的进步对于患者来说，不仅可以提高诊断的正确程度及安全性，还能降低身体及经济的负担。

不过，也正因为如此，关于疾病、治疗的信息变得更加详细和繁多，对于患者及其家人来说，会充满疑惑，产生误解，反而有很多人无法完全理解。

例如，虽然因为下肢问题十分烦恼，但是却在没有设置下肢静脉曲张科室的医院来回奔波，又或是对错误的信息深信不疑，陷入无限的苦恼当中……我曾见过很多这样的患者。在20多年的临床工作中，让我感到最痛心的就是这样的事情只增不减。

这时，我觉得在信息爆炸的现代，"什么是正确及重要的信息"极度缺乏，有传播的必要。这也是我编写这本书的理由。

希望可以向读者展现下肢静脉曲张这种疾病，或者说治疗的全过程，让患者有一个大概的了解，知道什么才是最重要的。

虽然下肢静脉曲张不像心脏病那样直接危及生命，但是不管怎么说，它还是一种维持每日健康的腿的疾病。因此，如果有问题的话，一定要治疗。

为了能健康地过好自己想要的生活，双腿能够自由自在地行走非常重要。进入超高龄化社会之后，这种重要性也会越来越受到大家的重视。

对于医院或门诊等医疗机构，很多人持有"可怕""疼痛""费用高"等刻板的印象，但是在这几年之间，下肢静脉曲张的治疗技术也在不断进步。请大家记着，不可怕、不疼、费用不高的治疗已经成为可能。

最近，经常听到"舒服生命"这样的提法，健康可以提高生活质量，是积极向上的人生观的基础。本书从下肢出发，希望大家可以愉快舒适地度过每一天。

日本两国下肢诊所

工藤敏文

目录

序章

下肢静脉曲张的谣言与真相

第1章

彻底解析下肢静脉曲张的症状

第2章

静脉和动脉，下肢静脉曲张的发病原理

第3章

下肢静脉曲张的治疗方法

序 章

下肢静脉曲张的
谣言与真相

现在马上消除下肢静脉曲张
的误解吧!

对下肢静脉曲张的误解太多

　　最近，各种各样的媒体对下肢静脉曲张的报道增加了许多。说起下肢静脉曲张，大家对它有什么样的印象呢？

　　"腿部的血管像是打结一样。"

　　"腿部的血管堵塞，血流不通畅。"

　　"血块会进入脑和肺部，造成猝死。"

　　"如果病情恶化，腿部就会腐烂，需要截肢。"

　　事实上，除了"腿部的血管像是打结一样"这一点之外，其余全部都是谣言。

　　但是，相信这些谣言的人绝对不是少数。

　　之所以会流传这些错误的信息，是因为媒体的信息不正确。当然，我们治疗下肢静脉曲张的医生，没有向大众传递出正确的信息也是其中一个原因。

　　腿会发出下肢静脉曲张的危险信号，但是这是一种会让人产生很多误解的疾病，因此首先需要消除这些误解。

什么是**下肢静脉曲张**

腿部的血管堵塞，导致血流不畅！

血块会流动至脑和肺部，导致猝死！

病情恶化后，腿会腐烂，必须截肢！

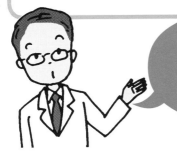

这些全部都是错误的信息，但是有很多人相信！

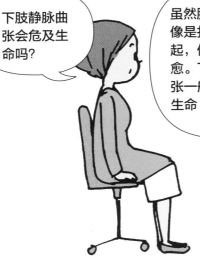

下肢静脉曲张会危及生命吗？

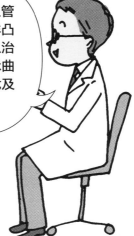

虽然腿部的血管像是打结一样凸起，但是可以治愈。下肢静脉曲张一般不会危及生命

对下肢静脉曲张的三大误解

误解 1 **如果置之不理的话，猝死风险很高！**

下肢静脉曲张不会导致猝死，心脏中以及下肢大静脉（深静脉）出现血栓才会引起猝死。血栓顺着血液流动到脑和肺等部位，堵塞大静脉，会引起猝死。但是，静脉曲张的血栓几乎不可能流动至脑等部位。

误解 2 **病情恶化之后必须截肢！**

下肢静脉曲张没有严重到需要截肢的地步，但是因为糖尿病引起的动脉硬化，会导致腿部血流不畅，进而发展到组织坏死。如果是这样的话，就需要截肢。

误解 3 **下肢静脉曲张可以通过自我保健治疗！**

下肢静脉曲张初期，在家里自我保健可以防止病情恶化，但是下肢静脉曲张不会自己治愈，因为这是由防止血液逆流的静脉瓣损坏引起的疾病，静脉瓣不会自然恢复原位。如果想要根治的话，必须去医院检查和治疗。

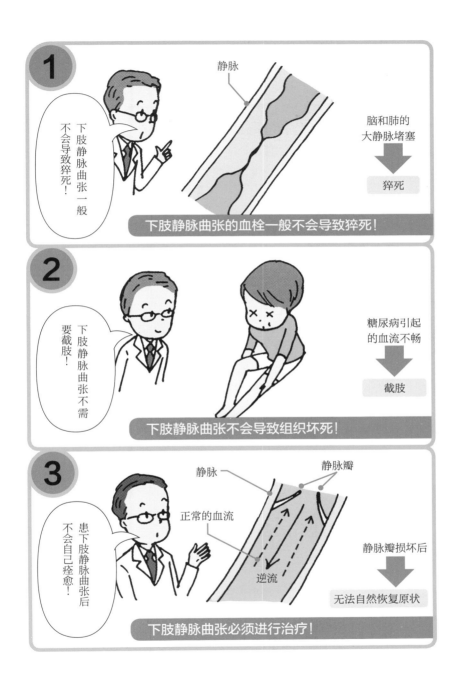

关于下肢静脉曲张的对错

你对下肢静脉曲张了解多少呢？请回答下列问题是正确还是错误。

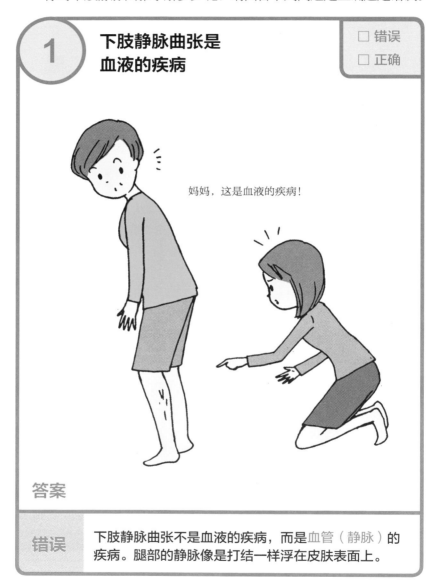

1 下肢静脉曲张是血液的疾病

☐ 错误
☐ 正确

妈妈，这是血液的疾病！

答案

错误 下肢静脉曲张不是血液的疾病，而是血管（静脉）的疾病。腿部的静脉像是打结一样浮在皮肤表面上。

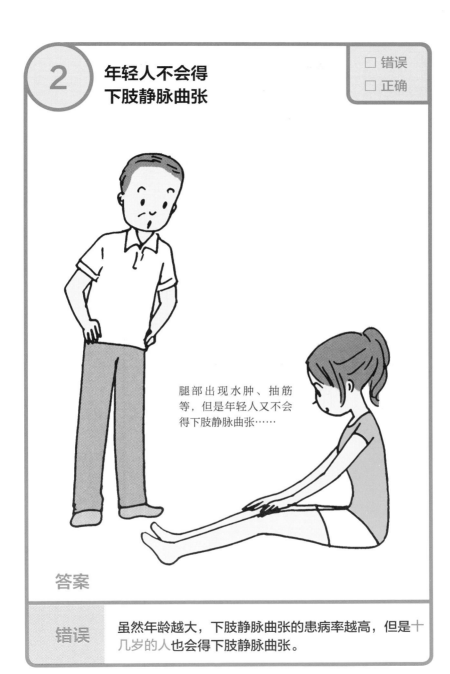

2 年轻人不会得
下肢静脉曲张

☐ 错误
☐ 正确

腿部出现水肿、抽筋
等，但是年轻人又不会
得下肢静脉曲张……

答案

| 错误 | 虽然年龄越大，下肢静脉曲张的患病率越高，但是十几岁的人也会得下肢静脉曲张。 |

3 腿部的结越大，下肢静脉曲张越严重

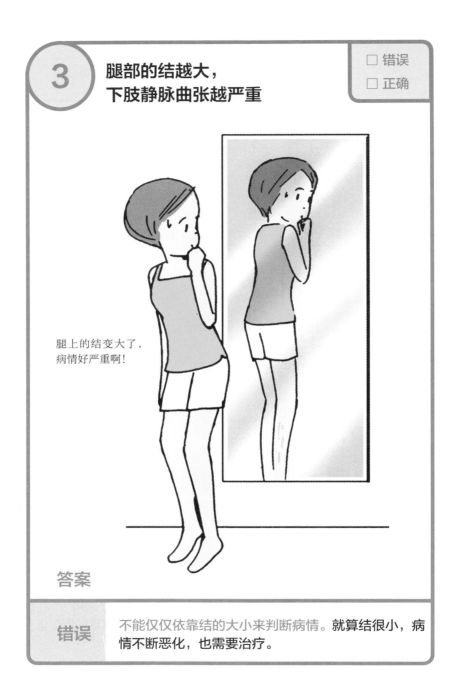

腿上的结变大了，病情好严重啊！

答案

| 错误 | 不能仅仅依靠结的大小来判断病情。就算结很小，病情不断恶化，也需要治疗。 |

4 锻炼腿部肌肉，
可以预防下肢静脉曲张

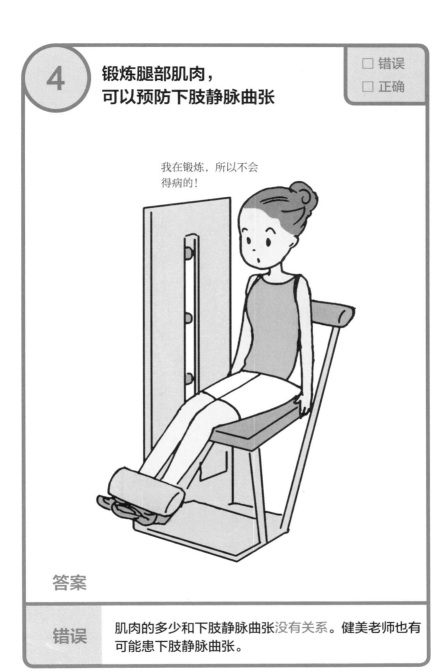

我在锻炼，所以不会
得病的！

答案

| 错误 | 肌肉的多少和下肢静脉曲张没有关系。健美老师也有可能患下肢静脉曲张。 |

5 上了年纪之后，所有人都会得下肢静脉曲张

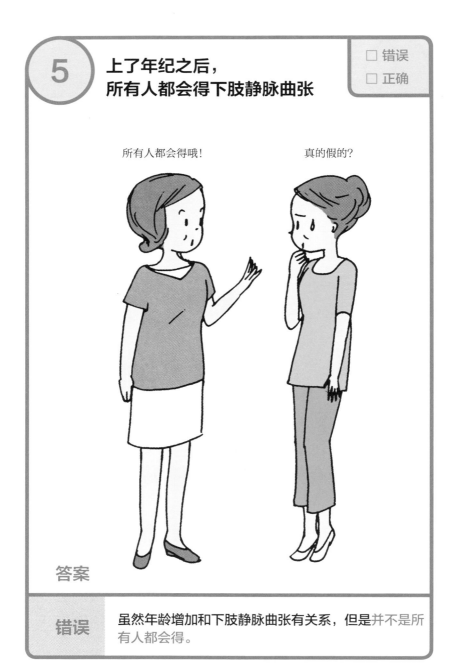

所有人都会得哦！

真的假的？

答案

| 错误 | 虽然年龄增加和下肢静脉曲张有关系，但是并不是所有人都会得。 |

6 比起男性，
女性更容易患下肢静脉曲张

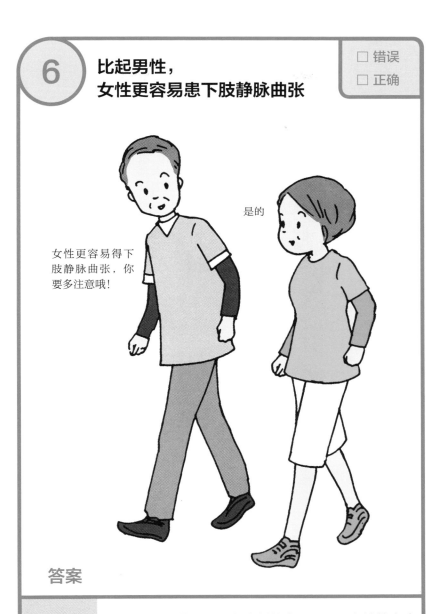

女性更容易得下
肢静脉曲张，你
要多注意哦!

是的

答案

正确	患下肢静脉曲张的男女比例约为 1：3，女性的患病率约是男性的 3 倍。

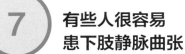

7 有些人很容易
患下肢静脉曲张

☐ 错误
☐ 正确

说起来

姥姥

妈妈

和

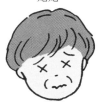

都得了下肢静脉曲张！

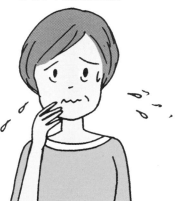

答案

正确	如果家里有下肢静脉曲张患者（有血缘关系）的话，那么患病率就会提高，这种疾病与遗传因素有关。

8

腿部血管没有打结，也会有下肢静脉曲张

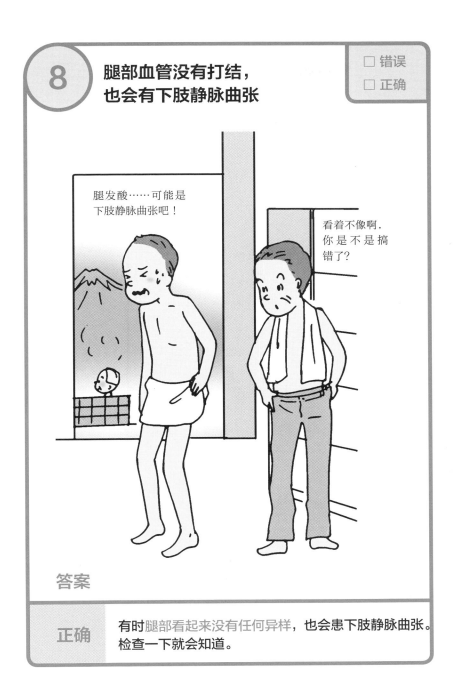

答案

| 正确 | 有时腿部看起来没有任何异样，也会患下肢静脉曲张。检查一下就会知道。 |

9 治疗下肢静脉曲张必须住院

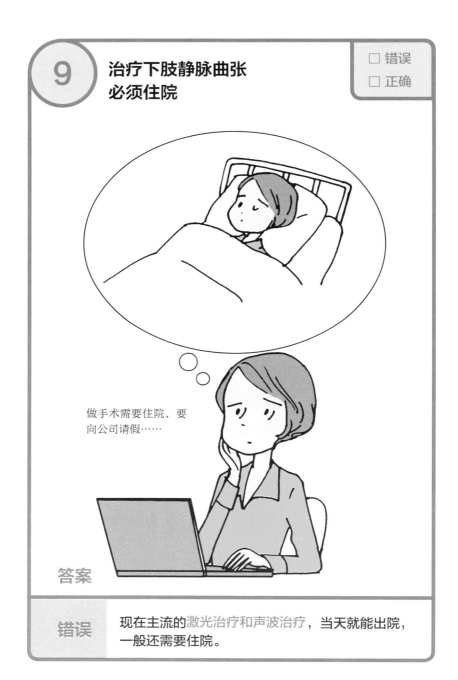

做手术需要住院，要
向公司请假……

答案

错误 现在主流的激光治疗和声波治疗，当天就能出院，
一般还需要住院。

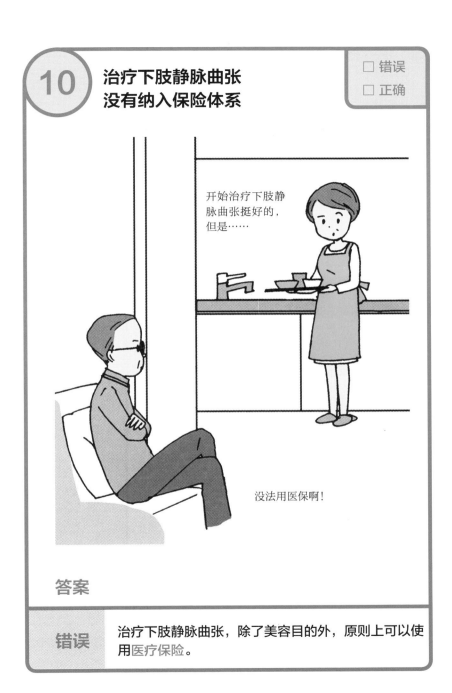

10 治疗下肢静脉曲张
没有纳入保险体系

□ 错误
□ 正确

开始治疗下肢静
脉曲张挺好的，
但是……

没法用医保啊！

答案

错误 | 治疗下肢静脉曲张，除了美容目的外，原则上可以使用医疗保险。

消除对 下肢静脉曲张 的误解了吗

　　一般来说，下肢静脉曲张不是能够危及生命的重症疾病，不会出现"需要截肢""血栓进入脑或肺"等极端事件，不需要过度担心。

　　即便出现下肢静脉曲张，也不一定非得进行手术或激光治疗。虽然就那么置之不理，一般也不会出现很严重的问题，但是治好下肢静脉曲张还是有很多好处的。

　　如果下肢没有感觉较沉、发酸、容易疲劳、水肿、经常疼痛等症状的话，就能够更加享受生活中的兴趣和运动的乐趣（走路、跑马拉松、打网球、登山等）。

　　例如，如果下肢静脉曲张情况比较复杂的话，通过激光治疗等彻底治疗，大多数人会得到一双美腿。治疗当天，患者就可以自己回家，并不是什么恐怖的事情，请不要担心。

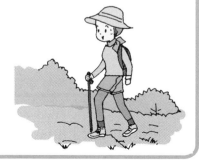

第 1 章

彻底解析下肢静脉曲张的症状

让你苦恼的腿部不适感，这些都是引发下肢静脉曲张的原因？

最典型的症状就是腿部血管上浮

● **会出现血管打结以及腿部发酸的症状**

下肢静脉曲张主要指膝盖以下、小腿的静脉血液淤积的疾病。小腿肚周围的血管上浮，看起来像是打结了一样，因此得名下肢静脉曲张。

大家都知道下肢静脉曲张的典型症状是血管打结，但是你知道下肢静脉曲张的其他症状吗？

血液循环不畅，原本应该返回心脏的携带废弃物质的血液淤积在静脉，导致腿部出现各种各样不适的疾病，就是下肢静脉曲张。

即便看上去血管没有打结，如果觉得腿部变重、发酸、夜晚因为抽筋无法睡个好觉的话，也有可能是患了下肢静脉曲张。

最好尽早去治疗下肢静脉曲张的专科医院或者综合医院的血管外科进行治疗。

第2章第47~64页将为大家详细介绍下肢静脉曲张的发病原理。

你的腿还好吗？快测试一下你是否患有下肢静脉曲张吧！

请用"是"或"否"来回答下面的问题

是	否	
☐	☐	腿（特别是小腿肚）觉得很重
☐	☐	傍晚时，腿会变得特别疲劳，并出现水肿
☐	☐	睡觉时腿有痛感（抽筋）
☐	☐	皮肤的颜色接近茶色
☐	☐	脚踝周围（特别是内侧）出现湿疹和瘙痒
☐	☐	大腿内侧有疼痛和发热的感觉
☐	☐	小腿肚或腿部发热
☐	☐	细血管浮到皮肤表面，看起来像是蜘蛛的巢
☐	☐	脚踝、小腿肚、膝盖内侧的血管上浮
☐	☐	家人（有血缘关系）里有下肢静脉曲张患者

判定

回答"是"的数量有2~3个	可能患有下肢静脉曲张
回答"是"的数量有4个以上	患有下肢静脉曲张的可能性极大。建议去专门的血管外科门诊接受治疗

容易患下肢静脉曲张的人有哪些

虽然目前还不知道引起下肢静脉曲张的所有原因，但是容易患下肢静脉曲张的条件有以下几类。

1 给下半身造成严重负担

用同一种姿势站立或坐着，从事导致下半身血流不畅的工作或生活的人很容易得下肢静脉曲张。

2 年龄增加

一般来说，随着年龄的增加，静脉中防止血液逆流的静脉瓣更容易损坏（参见第54页），运动量较低也是其中一个原因。

3 性别

女性更容易患下肢静脉曲张，特别是怀孕、生产的时候更容易患这种疾病。

4 遗传

虽然目前并没有下肢静脉曲张与遗传有关系的科学依据，但是如果父母、兄弟姐妹中有下肢静脉曲张患者的话，患病可能性就会提高。

1 从事站立工作的人

工作时，总是站在同一位置，而且不怎么活动的人，如厨师、理发师、美容师、售货员、老师、保安等职业，站立时间较长，走动时间较短，因此腿部肌肉的唧筒作用就会变弱，随后血流不畅，静脉血液容易淤积，对腿部造成巨大的负担。特别是，每天站立10小时以上的人更容易导致下肢静脉曲张的恶化。

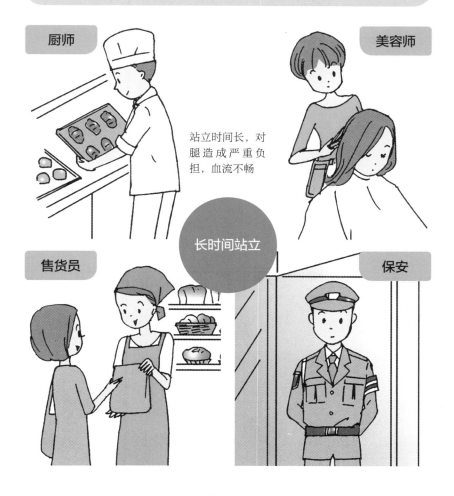

厨师

美容师

站立时间长，对腿造成严重负担，血流不畅

长时间站立

售货员

保安

2 长时间在办公桌前工作的

长时间坐在办公桌前工作的人，和长时间站立工作的人一样，腿部的唧筒作用也会变弱。静脉血液难以回到心脏，容易患下肢静脉曲张。

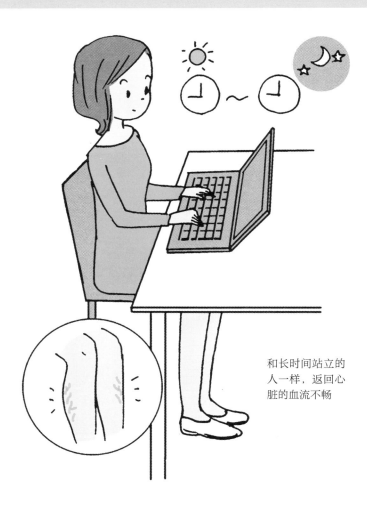

和长时间站立的人一样，返回心脏的血流不畅

3 中老年人

随着年龄的增加，患下肢静脉曲张的人也在增加。有数据表明，50~69岁的人患病率为60%以上，70岁以上的人患病率为75%以上。原因在于随着年龄的增加，腿部肌肉减少，腿肚子的唧筒作用减弱。另外，随着年龄的增加，血管也逐渐退化，静脉中防止血液逆流的静脉瓣损坏，功能衰退也是原因之一。

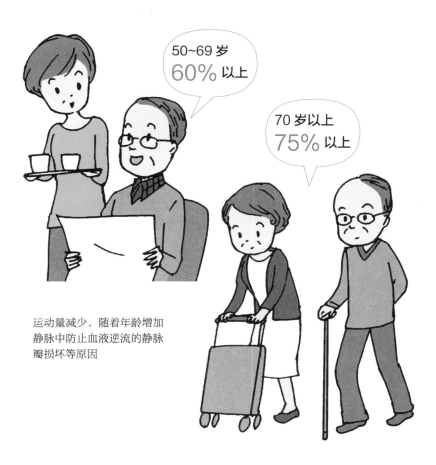

50~69 岁
60% 以上

70 岁以上
75% 以上

运动量减少，随着年龄增加
静脉中防止血液逆流的静脉
瓣损坏等原因

4 女 性

相对来说，与男性相比，女性更容易患下肢静脉曲张。女性的患病率约为男性的3倍，因为比起男性，女性的肌肉力量更弱，肌肉的唧筒作用更难发挥作用，而且怀孕和生产还会导致激素水平发生变化。

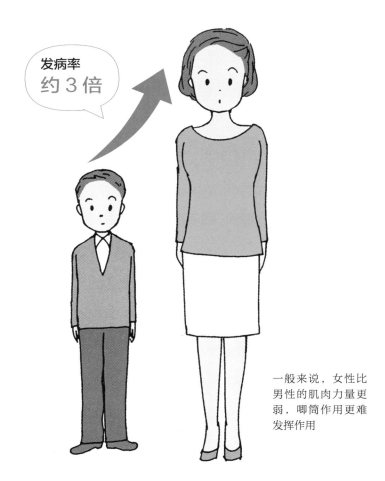

发病率
约3倍

一般来说，女性比男性的肌肉力量更弱，唧筒作用更难发挥作用

5 怀孕、有分娩经历的人

女性怀孕后机体会分泌黄体酮。这种激素会使血管变软、变粗，因此，就容易无法关紧防止血液逆流的静脉瓣，引起下肢静脉曲张。另外，胎儿压迫腹部静脉，血液返回心脏变得困难也是其中一个原因。分娩次数越多，病情也就越严重。

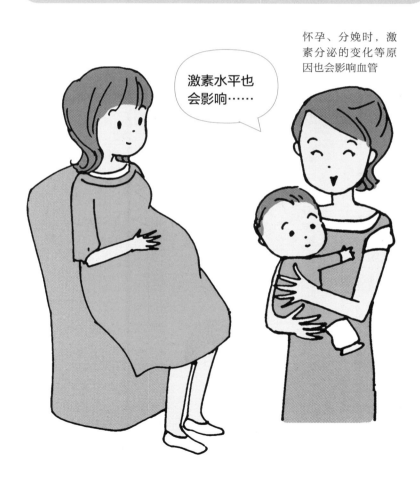

激素水平也会影响……

怀孕、分娩时，激素分泌的变化等原因也会影响血管

6 在有血缘关系的人中有患下肢静脉曲张的

如果和你有血缘关系的人中有下肢静脉曲张患者的话，你患病的风险就会提高。虽然到目前为止，还未研究出遗传与下肢静脉曲张的关系，但是有数据表明，如果双亲都患有下肢静脉曲张的话，子女患病率会高达90%；双亲中有一方患病的话，子女的患病率为25%~60%；而双亲都未患下肢静脉曲张的话，子女的患病率只有20%。因此，患病率与遗传有一定的关系。

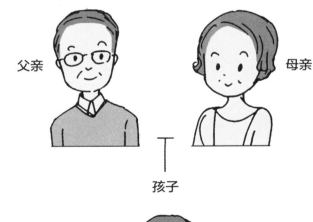

有血缘关系的人如果得了下肢静脉曲张的话，你的患病风险就会变高

下肢静脉曲张

下肢静脉曲张

父亲

母亲

孩子

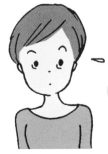

患下肢静脉曲张
可能性**大**
（约90%）

父母有一方患病，则子女的患病率为25%~60%

7 肥胖的人

有数据表明，如果女性的体重指数（BMI）超过30kg/m²的话，就容易患下肢静脉曲张。因此，为了预防下肢静脉曲张，需要做适量的运动、控制饮食、进行全身的健康管理。

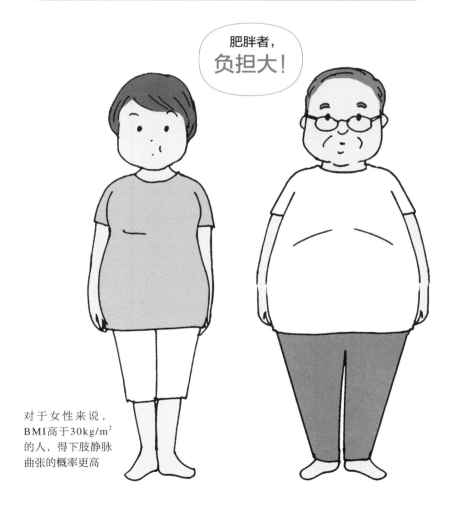

肥胖者，
负担大！

对于女性来说，BMI高于30kg/m²的人，得下肢静脉曲张的概率更高

腿部水肿

◎ 原本应该返回心脏的血液淤积在腿部

你听过这样一句话吗？"晚上比早上更适合买新鞋。"你知道为什么吗？这个建议非常有道理，因为一般来说，比起早上，晚上脚因为水肿会更大一些。原本应该返回心脏的血液和淋巴液淤积在腿部，导致腿部水肿，这也是诱发下肢静脉曲张的原因之一。另外，随着年龄的增加，腿部的肌肉量减少，唧筒作用越来越难发挥作用，因此也会诱发下肢静脉曲张。

下一页的方法可以简单地检测一下腿部是否水肿。如果情况不严重的话，可以通过腿部按摩等安全护理减轻症状。

另外，水肿也许并不是因为下肢静脉曲张。例如，如果水肿的部位不仅仅是腿，手和脸也出现水肿的话，则有可能是患了心力衰竭和肾衰竭。如果水肿很严重或者突然出现水肿的话，一定要去看医生。

水肿的简单测试方法

用拇指用力地按压小腿3秒，移开手指后，小腿如果依然有凹陷的话，就说明这个部位存在水肿。

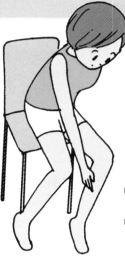

①用拇指用力地按压小腿3秒
②将手指移开，观察按压部位的状况

判定
凹陷的情况

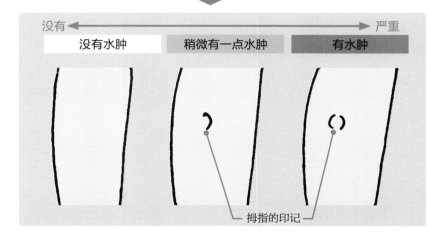

没有 ← → 严重

| 没有水肿 | 稍微有一点水肿 | 有水肿 |

拇指的印记

腿沉、酸胀无力

● **下午到晚上的时候出现在其中一条腿上**

在已经诊断为下肢静脉曲张的人中，很多人会出现"晚上即便要睡觉了，也会因为腿发酸迟迟无法入睡"。很多人因为这些症状睡眠不足，而且腿部的症状不断恶化。

下肢静脉曲张引起的腿沉、酸胀无力，虽然也会出现在两条腿上，但是大多数情况下，只会出现在其中一条腿上。

另外，腿沉、发酸这种症状并不会整天出现，大部分情况下，会出现在下午到晚上这段时间。这是因为需要回到心脏的血液流通不畅引起的。

血液通过静脉返回心脏，这些血液中含有身体的代谢废物，如果血液无法顺畅地回到心脏，而淤积在静脉中，就会引起腿部不适。

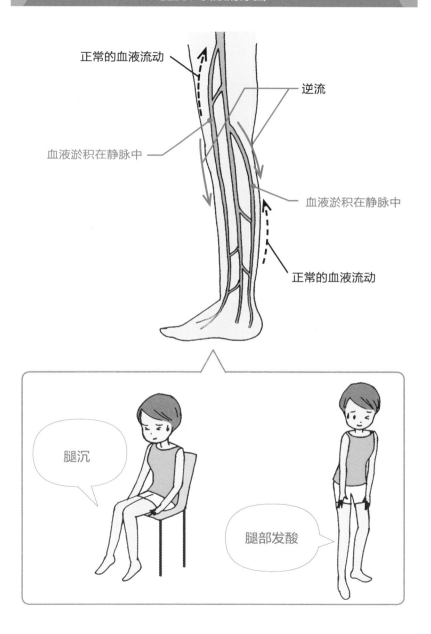

正常的血液流动

逆流

血液淤积在静脉中

血液淤积在静脉中

正常的血液流动

腿沉

腿部发酸

腿抽筋

◉ **下肢静脉曲张多在睡眠中发生腿抽筋**

小腿出现抽筋的现象，肌肉就像紧绷了一样的收缩，并且伴随强烈的疼痛。

虽然并没有突然做剧烈运动，但是却频繁地出现抽筋的现象，特别是如果经常在睡眠中出现的话，则很有可能是患了下肢静脉曲张。

患下肢静脉曲张后，腿部血流不畅，血液淤积，之后腿部因为供氧不足，出现痉挛的症状。

如果频繁出现抽筋的症状，就会影响睡眠，使体力下降。即便腿部血管没有出现打结和血管凸起的现象，也最好尽快去医院就诊。

另外，腿部出现抽筋的现象时，如果轻轻转动脚腕，缓解肌肉紧张状态的话，抽筋的状况也会得到好转。除此之外，伸展收缩的肌肉也不失为一个好办法（参考下一页的方法）。

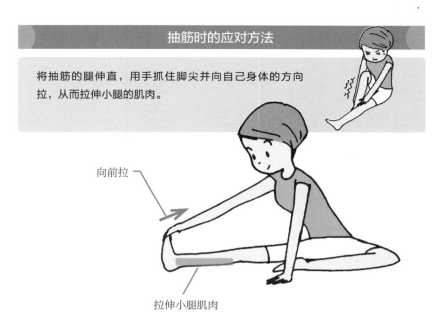

抽筋时的应对方法

将抽筋的腿伸直，用手抓住脚尖并向自己身体的方向拉，从而拉伸小腿的肌肉。

向前拉

拉伸小腿肌肉

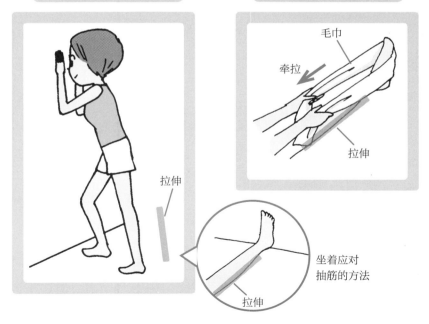

使用墙壁应对抽筋的方法

拉伸

拉伸

使用毛巾应对抽筋的方法

毛巾

牵拉

拉伸

坐着应对
抽筋的方法

病情恶化时，会出现这些并发症

如果下肢静脉曲张不断恶化，就会出现下列并发症。约有10%确诊为下肢静脉曲张的患者会出现下面几种并发症。

1 血栓性静脉炎

出现血栓性静脉炎时，血管打结的部位突然红肿、发热，并且伴随痛感。

血液淤积在静脉中，出现血栓后引起炎症，通常会伴随强烈的疼痛。血液一旦停止流动，就会在血管中结块。

这种类型的血栓如果置之不理的话，经过1~2个月炎症自然会消退，但是如果不彻底治疗下肢静脉曲张的话，炎症很有可能会复发。

另外，浅表静脉出现的血栓性静脉炎（参见第50页），和引起肺栓塞等能够导致猝死的深静脉血栓不同。

2 淤滞性皮炎

出现淤滞性皮炎时，脚踝内侧的皮肤变红伴随瘙痒。

腿部（下肢）血液循环不畅，本应该返回心脏的血液如果没有返回心脏，就会出现下肢静脉曲张。皮肤出现炎症，像是得了湿疹一样发红，瘙痒的原因是含有代谢废物的血液在静脉淤积。

如果出现以上症状，认为是湿疹，即便去皮肤科接受治疗，持续涂抹医生开具的药物，也不会痊愈。

如果你的皮肤湿疹没有得到改善，那么就可能是患了下肢静脉曲张，建议去血管外科进行治疗。

3 色素沉着

出现色素沉着时，脚踝内侧的皮肤发黑。

淤滞性皮炎不断恶化，发黑的皮肤就会变得又厚又硬。治疗后，发黑的皮肤会恢复原状，变硬的皮肤也会变得柔软。

4 淤滞性皮肤溃疡

出现淤滞性皮肤溃疡时，脚踝内侧的皮肤出现溃疡。

这是下肢静脉曲张最严重的并发症。脚踝内侧的皮肤凹陷，出现红黑色的溃疡、出血，并且因为细菌感染还会发出恶臭。如果你的病情已经恶化到这个程度，请尽快前往医院治疗下肢静脉曲张。

脚踝附近的静脉血栓，因为血管的压力很高，所以皮肤受伤或者轻微的擦伤都会出血很多。

4 种并发症

血栓性静脉炎	淤滞性皮炎

色素沉着	淤滞性皮肤溃疡

静脉和动脉，下肢静脉曲张的发病原理

什么是静脉？

下肢静脉曲张是这样出现的

从心脏运送血液到全身器官的血管为动脉，从全身各部位将血液运回到心脏的血管为静脉

◉ 静脉中的血液含有代谢废物等

你知道把我们身体内循环的血管全部连接起来有多长吗？竟然有大约100000千米，相当于绕地球两圈半的长度。血液在不断的流动，输送血液的通道，即血管分为动脉和静脉，且它们分别有不同的作用。

动脉是从心脏将富含氧气和营养成分的血液输送至身体各处的血管网络，比动脉细一点的是毛细血管，将新鲜的氧气和营养成分运输至身体的末端。

静脉则是从身体末梢收集血液并将其运回心脏的血管。返回心脏的血液中，包含着组织和细胞在活动时排出的废弃物质及二氧化碳。静脉的起点与毛细血管相连，随后合流成粗大的血流，返回心脏。

即便同样是血管，静脉和动脉的作用也不相同，而且结构也不一样，同时，出现的疾病也不相同。

动脉 动脉搏动与心脏跳动的节拍相同

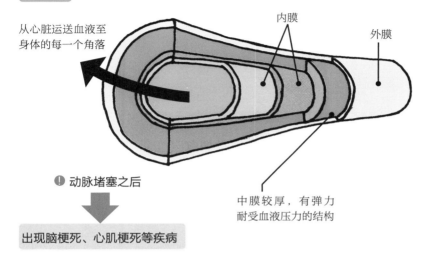

从心脏运送血液至
身体的每一个角落

内膜

外膜

● 动脉堵塞之后

中膜较厚，有弹力
耐受血液压力的结构

出现脑梗死、心肌梗死等疾病

静脉 内膜有静脉瓣，防止血液逆流

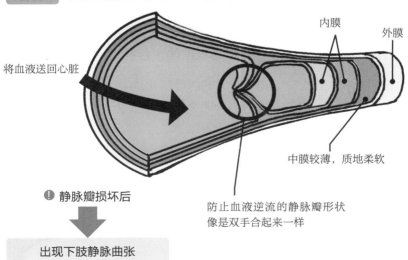

将血液送回心脏

内膜

外膜

● 静脉瓣损坏后

中膜较薄，质地柔软

出现下肢静脉曲张

防止血液逆流的静脉瓣形状
像是双手合起来一样

下肢静脉曲张多出现于浅静脉

◉ **下肢静脉包括深静脉、浅静脉和交通支静脉三个系统**

下肢的静脉大致包括深静脉、浅静脉和交通支静脉三个系统，三种静脉互相配合一起将下肢的血液送回心脏。

1 位于肌肉之间的深静脉

深静脉是位于腿部中央肌肉之间的粗大静脉，也是下肢静脉的主要部分，下肢约90%的血液都流经这里。

2 位于仅靠皮肤下方的浅静脉（下肢静脉曲张的病发部位）

浅静脉分为大隐静脉和小隐静脉。大隐静脉分布在脚踝内侧到小腿肚以及大腿内侧，与大腿根部的深静脉相连。小隐静脉分布在脚踝到小腿肚，与膝盖内侧的深静脉相连。

3 连接深静脉与浅静脉的交通支静脉

交通支静脉为直径3mm以下的细静脉，正常情况下，是血液从浅静脉向深静脉流动的通道。

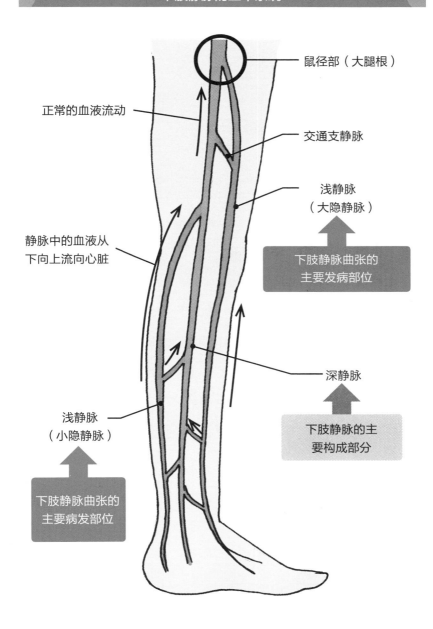

鼠径部（大腿根）

正常的血液流动

交通支静脉

浅静脉
（大隐静脉）

静脉中的血液从
下向上流向心脏

下肢静脉曲张的
主要发病部位

深静脉

浅静脉
（小隐静脉）

下肢静脉的主
要构成部分

下肢静脉曲张的
主要病发部位

下肢肌肉收缩将血液挤压上去

◎ 利用唧筒作用将血液送回心脏

人在站立时，下肢静脉内的血液会反重力，从下而上流动至心脏。这是因为腿部的肌肉发挥了重要的作用。下肢的肌肉，特别是小腿肚的肌肉通过收缩压迫静脉，将血液从下挤压至上方。因此，小腿肚被称为"第二心脏"。

走路或跑步时，腿部肌肉剧烈运动，血管受肌肉压迫重复收缩和松弛的动作，因此，血液可以抵抗重力作用，返回心脏。

发挥这项唧筒作用的腿部肌肉为腓肠肌和比目鱼肌。通过这两种肌肉反复的收缩和松弛，血液被挤压返回心脏。

小腿肚的腓肠肌剧烈抽搐即为腿抽筋。

肌肉收缩和松弛作用于血管，使得血液不断循环，像是挤牛奶一样。

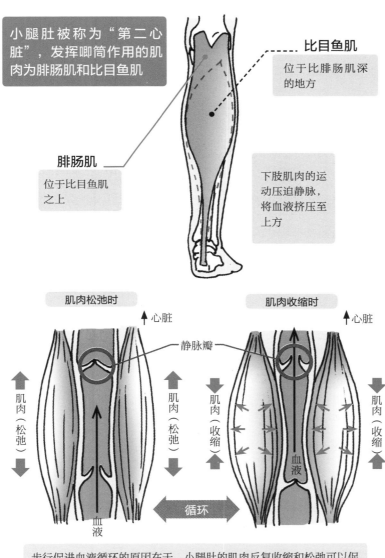

小腿肚被称为"第二心脏"，发挥唧筒作用的肌肉为腓肠肌和比目鱼肌

比目鱼肌

位于比腓肠肌深的地方

腓肠肌

位于比目鱼肌之上

下肢肌肉的运动压迫静脉，将血液挤压至上方

肌肉松弛时

↑心脏

肌肉收缩时

↑心脏

静脉瓣

肌肉（松弛）

肌肉（松弛）

肌肉（收缩）

肌肉（收缩）

血液

血液

循环

步行促进血液循环的原因在于，小腿肚的肌肉反复收缩和松弛可以促进唧筒作用发挥功效。

静脉有防止逆流的静脉瓣

◉ 静脉瓣呈"八"字型起到阻挡血液逆流的作用

下肢静脉的血液能够返回心脏的另一种重要的力量为，静脉中防止血液逆流的静脉瓣发挥作用。

因为小腿肚的唧筒作用挤压上来的血液，在回到心脏之前，需要克服重力的作用。无法克服重力指上行的血液转为下行，也就是血液出现逆流的现象。

为了防止血液逆流，静脉中每隔一段距离就会出现防止血液逆流的静脉瓣。每个人防止血液逆流的静脉瓣数量不同，一般来说，从大腿根（鼠径部）到膝盖的大隐静脉中，有3~5个防止血液逆流的静脉瓣。

防止血液逆流的静脉瓣的形状呈"八"字形，再形容地细一点，就像是左右手掌合起来朝上凹陷的样子。

当静脉瓣严丝合缝关上时，就会将上行的血液积存起来，防止出现血液逆流的现象。积存的血液会在下次收缩时，上升到下一个静脉瓣内部，此过程不断循环，血液就会从脚部返回心脏。

静脉中防止血液逆流的静脉瓣

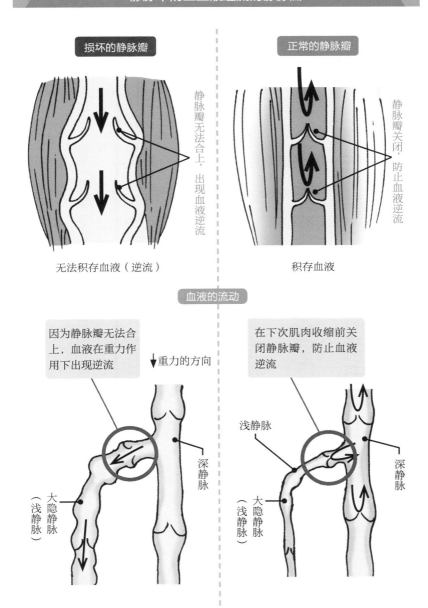

损坏的静脉瓣

静脉瓣无法合上，出现血液逆流

无法积存血液（逆流）

正常的静脉瓣

静脉瓣关闭，防止血液逆流

积存血液

血液的流动

因为静脉瓣无法合上，血液在重力作用下出现逆流

↓重力的方向

深静脉

大隐静脉（浅静脉）

在下次肌肉收缩前关闭静脉瓣，防止血液逆流

浅静脉

大隐静脉（浅静脉）

深静脉

静脉内血液淤积，损坏静脉瓣

◎ **防止血液逆流的静脉瓣从上到下依次损坏**

深静脉、浅静脉及交通支静脉中，全部都有防止血液逆流的静脉瓣。很多静脉瓣都能起到防止血液逆流的作用。

当防止血液逆流的静脉瓣功能损坏时，血液流动就会出现问题。运动不足，长期保持坐姿或站立的话，小腿肚的肌肉几乎不运动，唧筒作用无法正常发挥，本应该返回心脏的血液出现逆流的现象，淤积在腿部静脉中。又因为静脉血管比较柔软，所以静脉会被拉伸变宽，特别容易出现血液淤积的现象。血液淤积过多，静脉内侧变宽，防止血液逆流的静脉瓣无法紧闭，就会引起血液逆流的现象。

长此以往，就会损坏静脉瓣，血液向下流，依靠下方的静脉瓣短暂积存。随后，防止血液逆流的静脉瓣接连损坏，血液发生逆流，为了使积存血液积存在血管内，因此静脉出现膨胀、弯曲的现象。这就是静脉曲张的发病原理。

1 唧筒作用变弱

唧筒作用变弱，血液淤积在静脉中

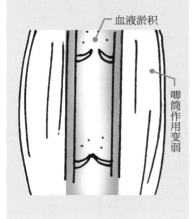

血液淤积

唧筒作用变弱

2 血液淤积

血液过度淤积，静脉变宽，静脉瓣无法合上

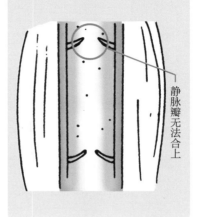

静脉瓣无法合上

3 静脉瓣损坏

淤积的血液损坏静脉瓣，出现血液逆流，然后血液淤积在下一个静脉瓣之上

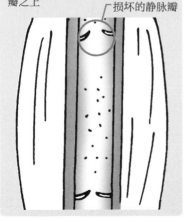

损坏的静脉瓣

4 血管变得弯曲

下一个静脉瓣损坏，静脉变得弯曲，血液淤积，出现血栓

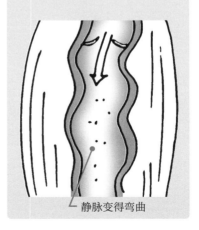

静脉变得弯曲

皮下静脉曲张的肿块很大

◎ 包括大隐静脉曲张和小隐静脉曲张

根据肿块的大小和血液发生逆流的部位不同，下肢静脉曲张可以分为皮下静脉曲张、分支静脉曲张、网状静脉曲张、蜘蛛巢状静脉曲张四种。皮下静脉曲张的原因为，浅静脉中的皮下静脉防止血液逆流的静脉瓣损坏。病发后，静脉的宽度可以扩张到4毫米以上，并且出现梅干大小的肿块，非常明显。

这些肿块由逆流的血液堆积而成，因此腿部会出现酸痛和水肿等不舒服的感觉。如果病情继续恶化的话，还会引起淤积型皮炎或溃疡（参见第44~46页）。

皮下静脉曲张包括大隐静脉曲张及小隐静脉曲张两种类型。

腿部鼠径部防止血液逆流的静脉瓣损坏会引起大隐静脉曲张，坑坑洼洼的肿块主要分布在小腿肚内侧，出现肿块的根本原因在于，腿部鼠径部静脉瓣丧失功能。

膝盖内侧的静脉瓣损坏导致下方静脉瓣接连丧失功能的状况称为小隐静脉曲张，小腿肚会出现肿块。

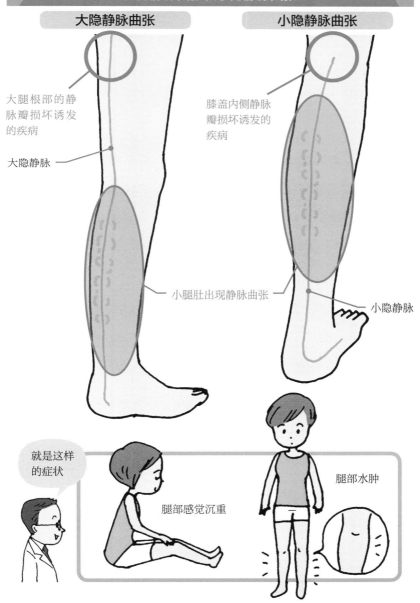

大隐静脉曲张

小隐静脉曲张

大腿根部的静脉瓣损坏诱发的疾病

大隐静脉

膝盖内侧静脉瓣损坏诱发的疾病

小腿肚出现静脉曲张

小隐静脉

就是这样的症状

腿部感觉沉重

腿部水肿

轻度静脉曲张有三种类型

● **不需要手术，进行自我保健即可**

　　分支型静脉曲张、网状静脉曲张、蜘蛛网状静脉曲张症状较轻，有时甚至没有能够自我察觉到的症状。因此，不需要手术，只需要进行硬化疗法（参见第102~105页）或穿医用弹力袜（参见第108~117页）等自我保健即可。

　　轻度静脉曲张虽说置之不理也几乎不会出现什么并发症，但是如果是为了达到美容目的治疗的话，需要自费。轻度静脉曲张有三种类型。第一种为分支型静脉曲张，一般出现在大隐静脉和小隐静脉的分支，比较细小的静脉中，静脉的宽度为3~4毫米，有非常明显的肿块，但是很少会出现皮肤炎症之类的并发症。硬化疗法可以用来治疗这一类型的静脉曲张，但不是必须的。第二种为网状静脉曲张，是出现在比分支型静脉还要细小的静脉中。静脉的宽度为1~2毫米，静脉像是网眼一样，呈蓝色。大部分情况下不会出现肿块，甚至没有能够自我意识到的症状。第三种为蜘蛛网状静脉曲张，静脉的宽度为1mm以下。因为是毛细血管扩张引起的疾病，因此看起来像是紫色的线集结一样。几乎没有任何能够自我感觉到的症状。

轻度下肢静脉曲张

1 分支型静脉曲张　**2** 网状静脉曲张　**3** 蜘蛛网状静脉曲张

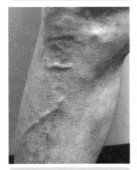

3~4毫米的静脉

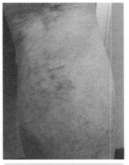

1~2毫米的静脉

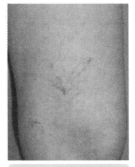

1毫米以下的静脉

采用硬化疗法或穿医用弹力袜的自我保健治疗法

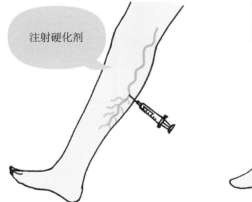

注射硬化剂

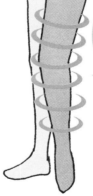

利用弹性袜来压迫静脉曲张

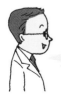

阴部静脉曲张：大多是因为怀孕时腹部受到压迫而产生的，是出现在外阴、内阴及大腿内侧的静脉曲张。一般来说，血管不会特别鼓，但是在生理期时，腿部的酸痛、迟钝感等症状会加重。怀孕时，为了胎儿的安全，可以穿弹力袜来减轻症状。如果分娩后依然存在这样的症状，就可以进行硬化疗法。

自己检查是否患了下肢静脉曲张

到了晚上，下肢水肿、酸痛，无法入睡，半夜腿抽筋，如果你有以上症状，那么就可能患了下肢静脉曲张。自己检查一下吧!

下肢静脉曲张的自我检查方法

换上短裤，背对站在全身镜前，刚开始站立，腿部刚刚伸展开的时候，很难看出是否有下肢静脉曲张，需要站几分钟后再依次检查。

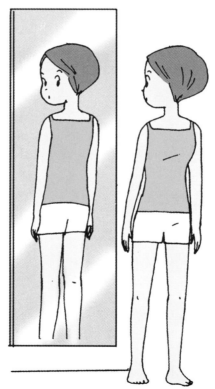

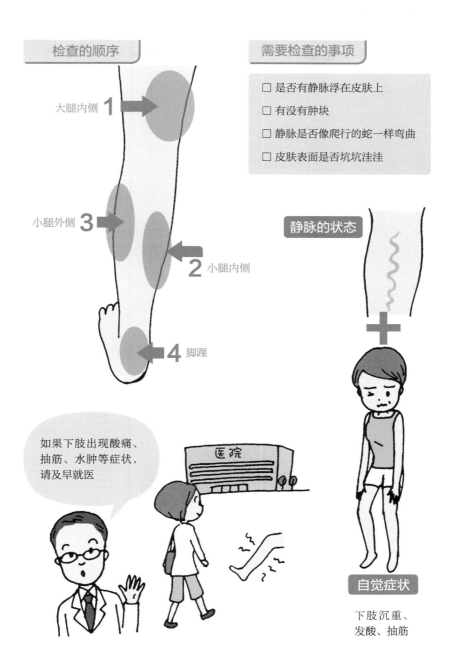

检查的顺序

大腿内侧 **1**

小腿外侧 **3**

2 小腿内侧

4 脚踝

需要检查的事项

☐ 是否有静脉浮在皮肤上

☐ 有没有肿块

☐ 静脉是否像爬行的蛇一样弯曲

☐ 皮肤表面是否坑坑洼洼

静脉的状态

＋

自觉症状

下肢沉重、
发酸、抽筋

如果下肢出现酸痛、
抽筋、水肿等症状，
请及早就医

医院

确认是否有下肢静脉曲张特有的症状

◎ 确认自己哪个部位疼痛

很多下肢的疼痛是由除了下肢静脉曲张的其他疾病引起的，因此需要先确认自己是否存在下肢静脉曲张的典型症状。如果没有疼痛的感觉，则可能是其他的疾病；如果有疼痛的感觉，则需要确认疼痛大致的部位。如果出现以上问题的话，需要去看整形外科的专业门诊。

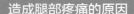

造成腿部疼痛的原因

膝盖周边

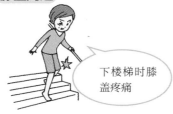

下楼梯时膝盖疼痛

膝盖弯曲时、下楼梯时，膝盖周围疼痛

➡ 变形性膝关节炎

脚的内侧

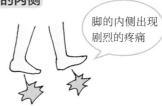

脚的内侧出现剧烈的疼痛

脚心（脚后跟到脚趾根部之间）出现剧烈的疼痛

➡ 脚底筋膜炎

整条腿

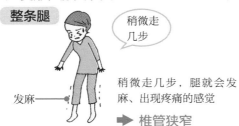

稍微走几步

发麻

稍微走几步，腿就会发麻、出现疼痛的感觉

➡ 椎管狭窄

※ 在步行的过程中，腿部出现疼痛和发麻的感觉，挺直背部稍微休息一下就可以缓解

第 3 章

下肢静脉曲张的
治疗方法

了解从诊察到治疗的整个过程，
消除对下肢静脉曲张的忧虑！

问诊、视诊、触诊及 B 超检查

● **拿出问诊记录单，然后进行视诊和触诊**

从去医院就诊到作出诊断，需要经历以下几个步骤。

咨询台接待完毕后，大多数情况下会得到一个问诊记录单（参见第68页）。问诊就是，自己陈述出现的症状。只有正确且详细地记录下来，这样后续的诊疗才能顺利进行。因此，还需要携带记录正在服用药物的记录本。

接下来就是视诊，医生会确认病变的部位，是否有凸起，以及皮肤的厚度和硬度，是否有疼痛的感觉等。

B超检查是下肢静脉曲张检查中最重要的一项。一般会检查15~20分钟，可以检查出是否存在出现异常的静脉，静脉的什么部位发生了病变等。检查时，仅仅在腿部涂抹凝胶，然后将探头放在腿上，因此一点都不疼。

每一例患者患病的部位和状态等情况都不相同，B超检查可以得出正确的诊断，然后医生根据每个人状态的不同，制定最合适的治疗方案。

从诊察到诊断的流程

问诊 填写病例的基础信息，确认腿部的疼痛是否是由下肢静脉曲张引起的

视诊 确认血管膨胀及弯曲部位的程度，是否出现色素沉着，是否有溃疡及水肿（腿部及腿部以外的部位）

触诊 用手指按压腿部后，皮肤的恢复程度（是否出现水肿），病变部位皮肤的硬度，以及通过按压确认是否出现疼痛的症状

B超检查 B超可以检测出肉眼无法分辨的症状（参见第70~73页）。

诊断 确认腿部的症状是否由下肢静脉曲张引起，如果是因为下肢静脉曲张的话，还可以确认是哪种类型

问诊时，必须和医生说明正在服用的药物。如果正在服用多种药物，需要携带记录本。如果没有记录本的话，需要知道现在服用药物的单子或包装等信息。

问诊时医生会提到的问题以及怎么回答

1 症状

　　患者自己意识到症状的时间，是否有疼痛的感觉，疼痛开始的时间及出现的部位，是否有疼痛以外的症状（下肢发酸、抽筋、水肿、湿疹、腐烂、瘙痒等），确认症状出现的时间段（睡觉中、夜晚）。

　　很多人从意识到自己的病，到来医院看病，经过了10多年的时间，如果无法确认准确的时间，说一个大致时间也可以。

2 健康状况

　　医生会询问既往所患的疾病以及现在所患的疾病，有无过敏原（食物、药品等）。看病时，请携带自己的服药记录本。

3 生活习惯及工作内容

　　医生会询问是否有分娩经历以及是否站立时间过长。这是因为从事站立工作的人下肢负担很重，容易患下肢静脉曲张，而且病情恶化的速度也很快。医生还会询问家人（有血缘关系的）是否患有下肢静脉曲张，所以一定要事先确认。

下肢静脉曲张初诊时询问的问题（填写问诊记录单）

现在下肢的症状、部位、时间

症状	下肢血管打结、抽筋、疼痛、发酸、不舒服、容易疲劳、水肿、瘙痒、出疹子、皮肤是否变色、溃疡等
部位	左腿、右腿、两腿都有
时间	什么时候出现，持续多久

职业、日常生活及家人情况

从事站立工作的频率等，有血缘的亲人是否患有静脉曲张

女性，吸烟、饮酒

现在是否怀孕或者有怀孕的可能、分娩的经历、现在处于哺乳期、是否服用口服避孕药、是否有吸烟和饮酒的习惯以及频率

静脉曲张的诊察和治疗经验

医院及治疗方法（入院手术、门诊手术、硬化疗法等），是否穿医用弹力袜

其他的疾病

既往所患的疾病以及现在所患的疾病（特别是心脏病、糖尿病、哮喘、乳腺癌）、是否有经常服用的药物（是否有药物记录本）、是否对某种药物或食物过敏、检查和服用药物冲突

* 以日本两国下肢诊所为例

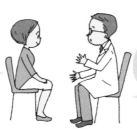

大概两年前

什么时候意识到自己的病？

准确了解出现异常的部位和状态

◎ 将探头放置与皮肤上，检查静脉的状态

B超检查是使用超声波检测身体内部结构、血流速度等状态的检查方法，没有任何疼痛。

下肢静脉曲张进行B超检查的目的为，确认是否存在异常静脉，以及静脉的什么部位出现了异常。

通常在站立的状态下进行检查。在腿部涂抹检测用凝胶，将超声波发射器的探头置于腿部，沿着静脉走行的方向，从大腿根部到内踝滑动探头，检查大隐静脉的状况。

随后，在膝盖到小腿肚的位置滑动，检查小隐静脉的状况，一边在检测器确认状况，一边进行检查。

最近，医院还会使用能够将血液流向以彩色图形的形式展现出来的仪器。因为血液流动方向的颜色产生了变化，因此出现异常的静脉位置以及血液逆流的状况一目了然。深静脉疑似出现异常或是患有先天性静脉曲张的话，可以进行以前就有的"静脉造影检查""CT造影检查"。

1 患者穿着短裤呈站立的体位

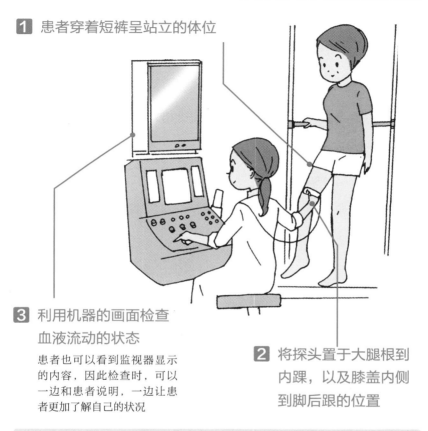

3 利用机器的画面检查
血液流动的状态

患者也可以看到监视器显示
的内容，因此检查时，可以
一边和患者说明，一边让患
者更加了解自己的状况

2 将探头置于大腿根到
内踝，以及膝盖内侧
到脚后跟的位置

将探头放置在腿部后，会揉搓小腿肚，这个部分
静脉内的血液会被上推，因此会发出"扎"的
声音，如果静脉中防止血液逆流的静脉瓣没有损
坏，揉搓的动作停下，声音就会停止。这是因为
正常情况下，静脉瓣会防止血液逆流。但是，如
果静脉瓣出现异常，血液逆流，就会发出长长的
一声"扎"的声音。

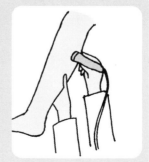

了解危险的疾病及下肢静脉曲张的根源

◎ **确认深静脉异常及下肢静脉曲张的部位**

下肢的静脉包括距离表皮较近的浅静脉和穿梭在肌肉之中的深静脉（参见第50页）。

即便是深静脉出现异常，静脉也会变得弯曲、上浮、出现肿块等，和下肢静脉曲张的症状极其相似。

做B超检查时，首先最重要的就是确认深静脉是否有血栓（血液的硬块），是否出现了异常。

深静脉异常一般表现为深静脉血栓及肺栓塞（经济舱综合征）等，有时会危及生命。

在下肢静脉曲张的检查中，确认疾病开始的部位非常重要。大多数情况下，小腿肚周围会出现肿块。但是，静脉的静脉瓣一般从上而下接连损坏，因此疾病的源头可能会离症状出现的位置有一些距离，最典型的就是在大腿根或膝盖内侧的其中一处。

下肢静脉曲张开始的部位 = 病根

大腿根的疾病源头

膝盖内侧的疾病源头

疾病源头

出现症状的部位（枝叶）

即便治疗了出现症状的部位，如果不治疗病根的话，复发的风险非常高

即便治疗了枝叶

只要有根就会长出枝叶

下肢静脉曲张的治疗方法有五种

● **医生说明后，与患者商量共同决定治疗方法**

检查完成，确认下肢静脉曲张以及出现异常的部位后，下一步就是决定治疗方法了。

下肢静脉曲张的治疗方法有以下五种。

可能大家对治疗有一些恐怖的印象，如烧血管、将血管拔出来、缠绕血管、让血管硬化等，但是每种治疗方法都疼痛极少且非常安全。

1 血管内治疗（血管内烧灼治疗）：用激光或高周波灼烧疾病源头的血管

2 剥脱术：将疾病源头的血管抽除

3 高位结扎术：将疾病源头的血管结扎

4 硬化疗法：使用药物将"枝叶"的血管硬化

5 压迫疗法：穿医用弹力袜

这些治疗方法可以单独使用，大部分情况下是配合使用。根据患者的状态，也有无法适应的方法。

下肢静脉曲张的五种治疗方法

1 血管内治疗

（血管内烧灼术）

（参见第76~95页）
用激光或高周波灼烧血管内部

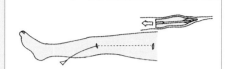

2 剥脱术

（参见第96~101页）
剥除疾病源头的静脉

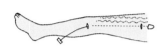

3 高位结扎术

（参见第106页）
将疾病源头的血管结扎

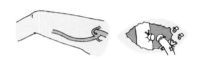

4 硬化疗法

（参见第102~105页）
使用药物将枝叶的血管硬化

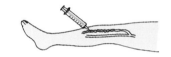

5 压迫疗法

（参见第108~117页）
穿着医用弹力袜

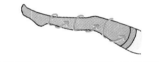

五种治疗方法适合的静脉曲张类型

治疗方法	适合的静脉曲张种类	医保	治疗费用 （以自己负担30%为例）
血管内治疗 （用激光和高周波）	皮下静脉曲张	有	5万~6万日元
剥脱术	皮下静脉曲张	有	3万~4万日元
硬化疗法	分支型、网状、蜘蛛网状静脉曲张	有	1万~2万日元
压迫疗法	病情较轻、治疗后预防复发	自费	5000~8000日元 （购买医用弹力袜的费用）

* 近年来，越来越少实施高位结扎术，因此此处不做介绍。
治疗费用参考2017年2月到现在的日本两国下肢诊所的费用。

激光治疗、高周波治疗的问答

问 初次诊察后，会立刻进行激光治疗吗？

答 原则上来说，不会在初次诊疗当天进行激光治疗，因为初次诊疗是为了确认是否患有下肢静脉曲张，因此会在几天后再进行治疗。

问 用激光灼烧血管，堵塞，对身体有害吗？

答 对身体无害。激光治疗的静脉是浅静脉，是预备血管，也就是说对身体影响很小的静脉。

因此，在进行心脏旁路手术时，会剥脱这类静脉用于手术。对于腿部来说，比较重要的是深静脉，这部分没有异常、正常运

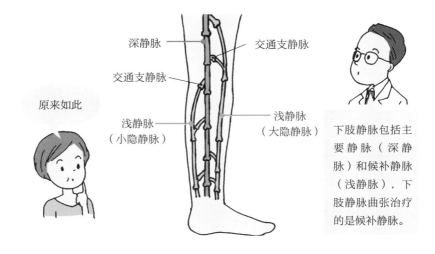

原来如此

深静脉

交通支静脉

交通支静脉

浅静脉
（小隐静脉）

浅静脉
（大隐静脉）

下肢静脉包括主要静脉（深静脉）和候补静脉（浅静脉），下肢静脉曲张治疗的是候补静脉。

转的话，就不会对身体产生负面影响。而且，下肢静脉曲张患者的表皮静脉（治疗的静脉），原本就没什么作用，倒不如说给全部下肢的血液循环造成了坏影响，烧灼堵塞这类血管，反而能让下肢血液循环变得更好。

问 烧灼过的静脉之后会怎样？

答 烧焦缩短静脉的蛋白质会结块，之后被免疫反应细胞（白细胞）吸收，对身体无害。

问 在进行血管内治疗时，为什么要进行静脉注射镇静剂？

答 虽然在进行下肢静脉血管内治疗时，可以只进行局部麻醉，但是为了缓解手术中出现的紧张和不安，一般会静脉注射镇静剂。在麻醉的状态下，进行手术。

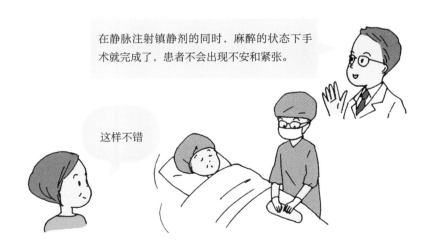

在静脉注射镇静剂的同时，麻醉的状态下手术就完成了，患者不会出现不安和紧张。

这样不错

问 手术会在腿部留下伤痕吗？

答 几乎不会留下伤痕。血管内治疗时，会在腿部开一个小口插入很细的管道，用创可贴就能盖住。没有缝合的必要。1周左右就可以消失，而摘除肿块的伤痕会在半年左右的时间消除。

问 两条腿能同时治疗吗？

答 原则上来说，为了安全起见，只会治疗一条腿。因为每次使用的麻醉药剂量是有限度的。如果患者希望同时治疗两条腿的话，需要和医生商量。

问 作用于治疗静脉曲张全体的局部麻醉药（TLA）是怎样的麻醉？

答 在进行血管内治疗时，TLA是一种发挥重要作用的局部麻

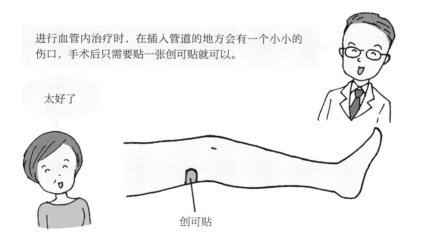

进行血管内治疗时，在插入管道的地方会有一个小小的伤口，手术后只需要贴一张创可贴就可以。

太好了

创可贴

醉药。比以往的局部麻醉药浓度低10倍，但是可以将所有治疗的静脉全部麻醉，因此，这项手术当天就可出院回家。

问 血管内治疗的出血程度如何？

答 插入探测线和管道时，多少会出血，为数不多的人会出2个硬币大小的血液，如果同时接受静脉曲张切除手术的话，出血情况与切除肿块的数量有关，但是出血量一般都很少。

问 任何年龄都可以接受血管内治疗吗？

答 有下肢静脉曲张且全身状态好的话，手术没有年龄限制。

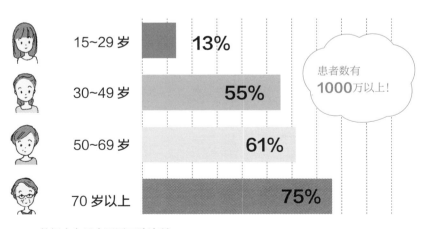

下肢静脉曲张患者的年龄比例

15~29 岁	13%	
30~49 岁	55%	患者数有**1000万以上!**
50~69 岁	61%	
70 岁以上	75%	

* 数据来自日本两国下肢诊所

灼烧、堵塞血管内部

◎ 对身体负担较小，没有住院的必要

血管内治疗又称导管治疗，是一种将细导管插入血管内部的治疗方法。这种治疗方法包括激光治疗和高周波治疗，两者在治疗方法上没什么大的差别，都是从血管内侧烧灼血管，堵塞血管的血管内烧灼治疗术（EVA）。

血管内治疗的最大特征是，不用剥脱静脉，而是灼烧、堵塞静脉，因此在治疗中及治疗后，疼痛感较少。手术时间一般在20分钟以内，对身体负担较小，没有住院的必要。患者能迅速重返正常生活也是它的一大优点。

很多情况下，治疗下肢静脉曲张的首选治疗方法就是血管内治疗。在日本，从2000年开始实施血管内治疗，但是需要自费，因此需要花费大约30万日元，费用较高。到2011年正式纳入医保后，激光治疗很快在日本普及。2014年，激光的波长改进为980~1470纳米。另外，Radial光纤连接器等最新的激光治疗仪也纳入了医保。自费负担30%医疗费的话，花费5万~6万日元就能享受最先进的激光治疗。

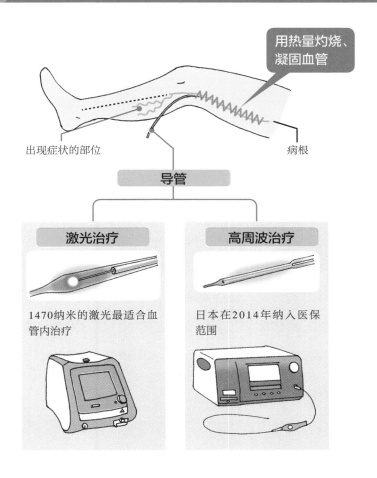

用热量灼烧、凝固血管

出现症状的部位

病根

导管

激光治疗

1470纳米的激光最适合血管内治疗

高周波治疗

日本在2014年纳入医保范围

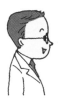

1470纳米的Radial光纤连接器是在2014年5月纳入医保的最新机器，会从机器的最前端照射出横向的放射状激光。与1470纳米激光组合使用，与以往的980纳米激光相比，术后的痛感及皮下出血会大幅减轻。

血管内治疗的三个优点

◉ **快速、无痛、当天即可走路**

1 快速

激光治疗和高周波治疗花费的时间一般为15~20分钟，加上准备的时间在内，大概会花费30分钟，不用住院，当天就能回家。

2 无痛

在插入导管的部位做局部麻醉以及给治疗的部位做局部麻醉时，只有稍微的刺痛感，在这些步骤之前，会静脉滴注镇静药，很多患者在麻醉的状态下进行手术，一点都感觉不到疼痛。

3 不会影响日常生活

很多患者都觉得十分惊喜，手术后能自己走着回家，不需要特意静养，这也是选择血管内治疗的人越来越多最大的理由。

对身体负担较小的血管内治疗

无痛　　　　　　　**快速**

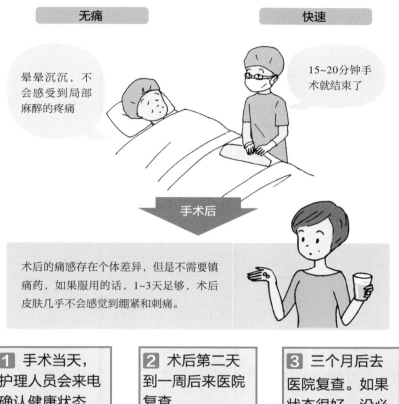

晕晕沉沉，不会感受到局部麻醉的疼痛

15~20分钟手术就结束了

手术后

术后的痛感存在个体差异，但是不需要镇痛药，如果服用的话，1~3天足够，术后皮肤几乎不会感觉到绷紧和刺痛。

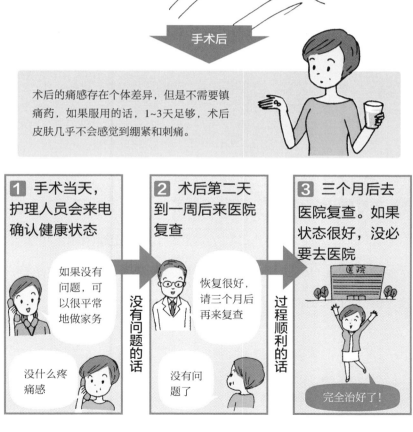

1 手术当天，护理人员会来电确认健康状态

如果没有问题，可以很平常地做家务

没什么疼痛感

没有问题的话

2 术后第二天到一周后来医院复查

恢复很好，请三个月后再来复查

没有问题了

过程顺利的话

3 三个月后去医院复查。如果状态很好，没必要去医院

医院

完全治好了！

了解治疗的范围

◎ **使用激光和热源灼烧病根**

前面已经介绍了，下肢静脉曲张有出现异常的病根，以及在治疗中最重要的就是治疗病根。

通常情况下，病根距离出现症状的部位有一段距离，病根位于大腿根部到膝盖之间，症状大多出现在小腿肚（第85页图 **1** ）。

治疗时，从膝盖附近插入细导管，首先用激光或热源灼烧病根处的部位（第85页图 **2** ）。

◎ **也可直接摘除肿块**

如果静脉曲张比较严重的话，之后还会进行直接摘除肿块的手术，在患处的皮肤开一个小口，插入像是掏耳勺一样的器具，摘除静脉内部的肿块（第85页下图）。

1 治疗疾病根源的静脉

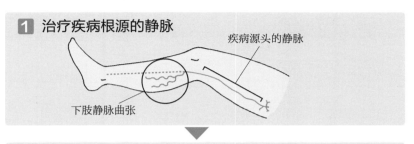

疾病源头的静脉

下肢静脉曲张

2 从膝盖附近插入导管，灼烧病根处的静脉

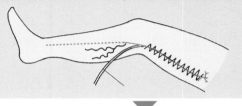

3 术后，在插入导管的皮肤处贴创可贴，如果患处泛红的话，一周左右就会退散，不必用线缝合

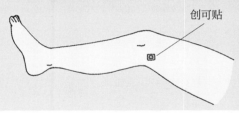

创可贴

如果肿块较小的话，**3** 完成之后即可；如果小腿肚的肿块凸起很严重的话，需要直接摘除肿块，在皮肤开 2~3 毫米的小切口，然后摘除肿块

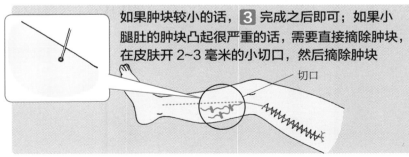

切口

激光治疗的详细步骤

术前准备

测量血压 ➡ B 超检查 ➡ 做标记

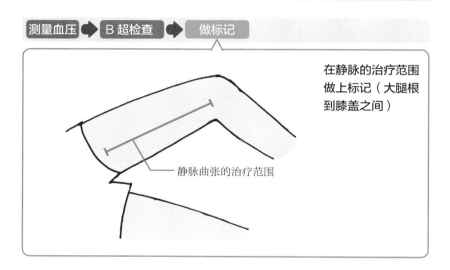

在静脉的治疗范围
做上标记（大腿根
到膝盖之间）

静脉曲张的治疗范围

开始激光治疗

1 麻醉 ➡ 用酒精消毒腿部

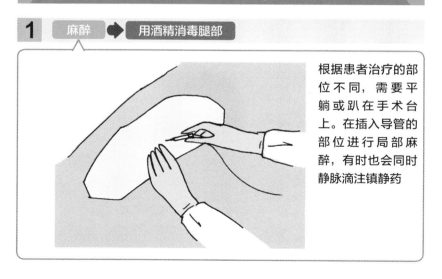

根据患者治疗的部
位不同，需要平
躺或趴在手术台
上。在插入导管的
部位进行局部麻
醉，有时也会同时
静脉滴注镇静药

2 插入导线

在膝盖附近的血管（大隐静脉）内，插入直径约 1 毫米且容易弯折的丝状导线

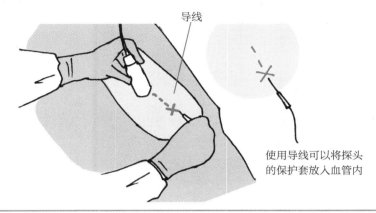

导线

使用导线可以将探头的保护套放入血管内

3 插入保护套

保护套就是激光探头和高周波导管进入血管的入口

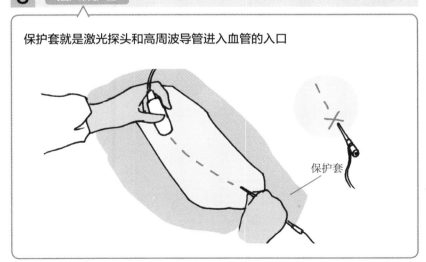

保护套

利用保护套，在血管内插入导管

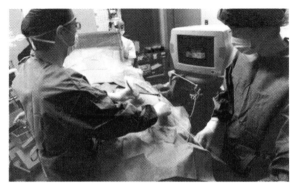

一边在B超检测仪的屏幕上确认，一边在插入保护套周围注射麻醉药，实施局部麻醉

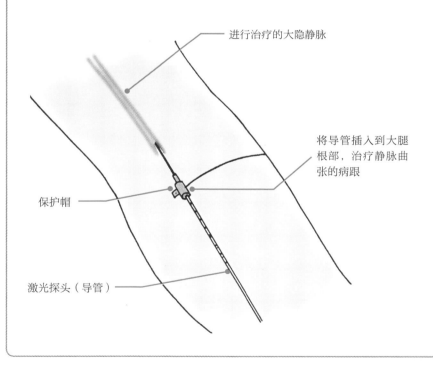

进行治疗的大隐静脉

将导管插入到大腿根部，治疗静脉曲张的病跟

保护帽

激光探头（导管）

在保护帽中的激光探头开始发射激光，激光的波长为 1470 纳米，以每秒 1~2 毫米的速度，向脚尖缓慢照射激光，一边在 B 超检测仪的屏幕上确认灼烧堵塞静脉的情况，一边谨慎地进行手术

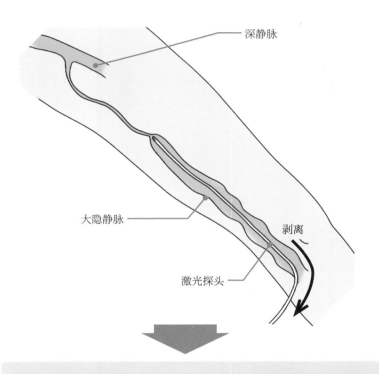

深静脉

大隐静脉

激光探头

剥离

激光治疗结束

取出激光探头后，手术就结束了。插入激光探头的部位只留下像是被虫子刺过一样的红色斑点，没有刀伤。术后贴上创可贴就可以了

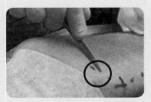

5 静脉曲张肿块切除手术

术后，需要在治疗过的腿部裹上弹性绷带

如果有必要的话，会在皮肤切开 2~3 毫米的小口，直接摘除肿块

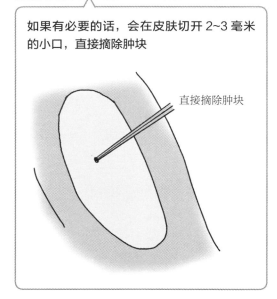

直接摘除肿块

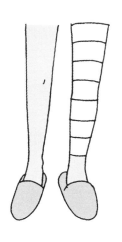

术后

想休息的话可以去休息室躺着休息一下，但是可以马上走路。医生告知如何使用弹性医用袜后，就可以回家。手术当日，护理人员会电话询问患者的身体情况

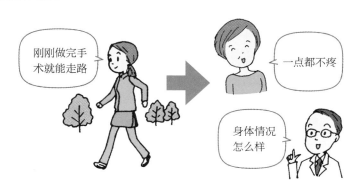

刚刚做完手术就能走路

一点都不疼

身体情况怎么样

激光治疗后的患处和手术后的生活

激光治疗前

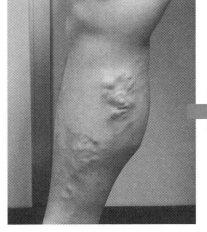

下肢血液结块，血管出现肿块，凹凸不平

激光治疗后

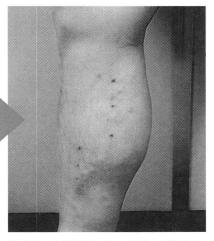

治疗后，血液流通正常，看起来平滑完美

激光治疗前

手术当天可以

步行

购物、做家务

短时间驾驶

术后第二天开始可以

术后第二天

做操等比较轻缓的运动，走路

手术2天后

洗澡

手术一周后

泡澡

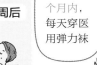

一边观察一边可以

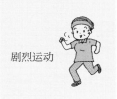

剧烈运动

手术后一个月内，每天穿医用弹力袜

一起来看一下高周波治疗的顺序

● 以 7 厘米为单位，灼烧静脉

高周波治疗的顺序，几乎和激光治疗一样。不同之处在于，灼烧静脉的方式。进行高周波治疗时，与导管连接的高周波发射装置会加热至120度，每隔20秒就会释放电流来灼烧血管。

每隔20秒就会向脚尖方向移动导管7厘米。而在进行激光治疗时，会以每秒1~2毫米的速度缓慢向脚尖的方向移动激光发射仪来灼烧静脉，这是与高周波治疗最大的不同。如果静脉曲张的结块较大的话，高周波治疗后，可以进行切除静脉曲张结块的治疗。

激光治疗和高周波治疗一样，都是通过灼烧破坏防止血液逆流的静脉瓣损坏的静脉来防止血液逆流的手术。至于选择哪种手术，需要由负责治疗的医生通过患者血管的宽度、长度、弯曲程度等状况作出判断。高周波的导管更粗，但是治疗效果和安全性是一样的，费用也相同。

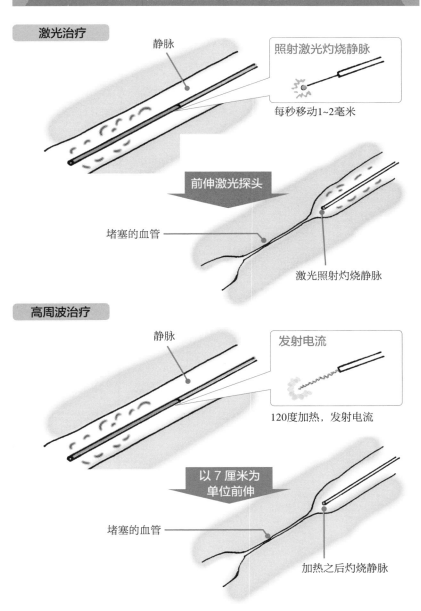

激光治疗和高周波治疗的不同之处

激光治疗

静脉

照射激光灼烧静脉

每秒移动1~2毫米

前伸激光探头

堵塞的血管

激光照射灼烧静脉

高周波治疗

静脉

发射电流

120度加热，发射电流

以 7 厘米为单位前伸

堵塞的血管

加热之后灼烧静脉

血管内治疗的疑难病例

目前所说的血管内治疗，都是对身体无害的手术。但是，手术并不是对每个人都无害，如果正在服用某种特别的药物，或者现在虽然已经康复，但是之前患过的某种疾病可能会导致患者无法接受治疗。将自己的情况正确地写在问诊记录单上，与医生商量选择合适的治疗方法。

● 患者有深静脉血栓或以前有过血栓时

如果是这样的话，接受血管内治疗时，有出现新的血栓的风险，因此，治疗下肢静脉曲张时要慎重。

● 患者有下肢蜂窝织炎*伴感染症时

● 引起静脉曲张的主要原因是小腿肚交通支静脉功能障碍*时

● 心脏、肺、肝脏、肾脏等器官出现异常，全身状态较差，医生作出无法承受手术的判断时

用语解说

下肢蜂窝织炎

细菌从伤口入侵，皮肤和脂肪组织出现炎症的感染疾病。大范围发红、肿痛，发热至38度以上。在显微镜下观察，炎症的部位形状类似于蜜蜂的巢，因此得名。

- 容易患血栓性疾病的患者

- 动脉血流不畅的患者

- 怀孕，或者有怀孕可能的患者

- 服用止血药的患者

- 服用激素制剂或类固醇制剂的患者（注意更年期综合征和激素制剂*）

服用激素制剂或类固醇制剂时，静脉很容易出现血栓，因此，进行血管内治疗时一定要慎重。

如果患者正在服用这些药物的话，暂时停药，也可以进行手术。但是，一定要与医生商谈停药事宜，如果你不知道正在服用的药物中是否含有激素或类固醇的话，初诊时，一定要携带药物手册。

一定要注意的并发症就是，激光灼烧部位出现血栓，因为血栓会进入深静脉。但是出现这种状况的可能性极小，发生的概率在1%以下。

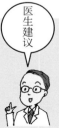

交通支静脉功能障碍 连接浅静脉和深静脉的静脉称为交通支静脉（参见第50页），如果交通支静脉的静脉瓣出现问题的话，无法发挥正常的功能，就会出现血液逆流的现象。

医生建议

更年期综合征和激素制剂

治疗更年期综合征时，一定要在就诊的时候告知医生，口服避孕药也含有激素。

可以根治！以前就有的治疗方法

◉ 将病根的静脉剥脱的手术

静脉剥脱术是使用一种静脉曲张剥脱管的细金属丝将出现问题的静脉（浅静脉）剥脱的根治手术。

可能有的人对剥脱静脉十分担心，但是这仅仅是因为静脉曲张的血管堵塞了而已，只要深静脉还在就没问题。剥脱的静脉与血管内治疗灼烧的静脉位置相同，而且这种手术在日本同样适用于医保。手术时，切开鼠径部和膝盖周围，将静脉剥脱、结扎、切断，同时拔出通过切开部分的剥脱器，剥脱静脉。

以前，通常会在全身麻醉或腰椎麻醉的情况下进行静脉剥脱术，因此，必须住院1~2周。需要全身麻醉或腰椎麻醉，是因为进行静脉剥脱术时，患者会有强烈的疼痛感。

另外，因为局部麻醉药（TLA）麻醉技术的出现，最近，能够进行当天出院的静脉剥脱术的医院增多。而且，现在大多数静脉剥脱术剥脱的静脉都是从大腿根部到膝盖之间的静脉，非常短（可选择的静脉剥脱术）。这是因为，需要防止在手术中出现下腿神经损伤。

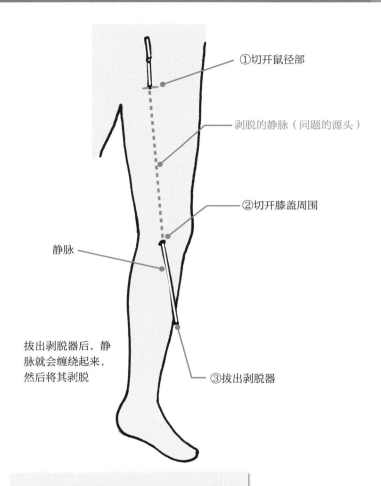

①切开鼠径部

剥脱的静脉（问题的源头）

②切开膝盖周围

静脉

拔出剥脱器后，静脉就会缠绕起来，然后将其剥脱

③拔出剥脱器

静脉剥脱术有以下三个优点。

● 重症的静脉曲张也能治疗。

● 如果患者无法进行血管内治疗，可以选择这种治疗方式。

● 将鼠径部的大隐静脉切除后，不易形成断端的血栓。

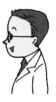

第 **3** 章　下肢静脉曲张的治疗方法　**97**

一起来看一下静脉剥脱术的顺序

◉ 在大腿根部到膝盖附近切开两个口

手术时，主要在鼠径部和膝盖附近切开小口，剥落、结扎、切断静脉的同时，通过切开的部分，拔出剥脱器，达到剥离静脉的效果。进行鼠径部和膝盖附近的静脉剥离手术时，首先要将鼠径部切开一个约3厘米的开口，拔出静脉曲张的源头，与深静脉合流的大隐静脉，将与大隐静脉合流的细小静脉打结或剥离，之后，从膝盖附近切开的位置将出现静脉曲张的静脉末端剥离，从膝盖一侧向静脉内插入剥脱器，然后将前端从鼠径部伸出。

接下来，在鼠径部侧边静脉前端安装一个小圆球形状的物体，然后将大隐静脉切断的部位打结。随后，从膝盖侧边将剥脱器拔出，静脉会缠绕在金属丝上一并剥脱。

术后一个月内，可以穿着医用弹力袜，术后3天可以洗澡，而泡澡则要等到术后一周左右。术后一个月不要跪坐。术后可以从事较轻松的办公室工作。如果是长时间站立的工作的话，就需要和医生商量是否需要缩短工作时间。鼠径部的切口和内裤的边缘重合时，会有疼痛的感觉。因此，需要避开勒鼠径部的钢圈。

静脉剥脱术的流程

1 将鼠径部切开

2 将病根的大隐静脉与深静脉合流的位置抽出

3 将与大隐静脉合流的细小静脉打结、剥离

4 在膝盖周围开口，将大隐静脉切断

5 从膝盖旁边将剥脱器插入大隐静脉中，前端从鼠径部伸出

6 剥脱器前端的小型器械，可以将大隐静脉的切断部分打结

7 从膝盖周围将剥脱器拔出，剥离静脉

手术完成

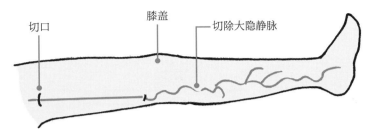

切开鼠径部（大腿根部），处理与大隐静脉合流的细小静脉，随后切开膝盖一侧的位置，将大隐静脉切断

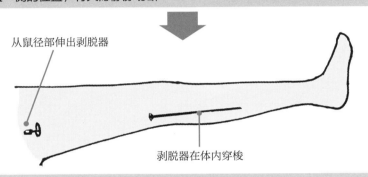

从膝盖一侧向静脉内插入剥脱器，随后从鼠径部抽出

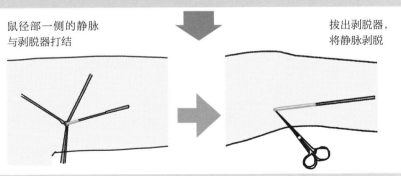

将鼠径部一侧的静脉与剥脱器连接到一起拉出来的话，就会剥脱缠绕在剥脱器上的静脉

术后 1 个月内穿着医用弹力袜

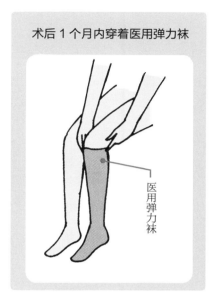

医用弹力袜

术后 1 个月内不能跪坐

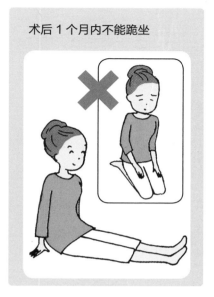

尽量避免长时间站立的工作

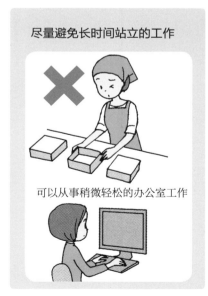

可以从事稍微轻松的办公室工作

不要穿容易勒到鼠径部的衣服

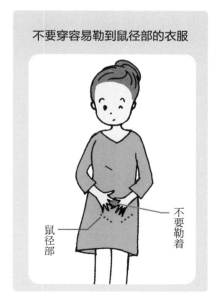

鼠径部

不要勒着

用硬化剂将血管堵塞

◉ 堵塞的静脉会退化

硬化疗法即在因为静脉曲张而水肿的血管内注射硬化剂，对抗静脉曲张的治疗方式，主要针对"枝叶"部分的静脉。治疗一个月后，触摸治疗的部位有硬邦邦的感觉，这也是硬化疗法得名的原因。

变硬的部位大约需要花费半年的时间被细胞吸收，不会残留，因此不用过分担心。

硬化剂有破坏血管内壁的作用，注射药物之后，注射部位的静脉内壁会粘在一起，因此起到堵塞血管的作用。堵塞的血管慢慢退化，静脉曲张的肿块也会随之消失。此疗法在日本可以用医疗保险。硬化疗法在门诊就可以进行，适用于比较轻微的侧支型静脉曲张，或者进行血管内治疗之后的辅助治疗。

硬化疗法也可能对正在恶化的静脉曲张起不到任何作用。硬化疗法没有麻醉和住院的必要，5~10分钟就可以注射完毕，适合体力较弱的患者。

往静脉内注射药物的硬化疗法

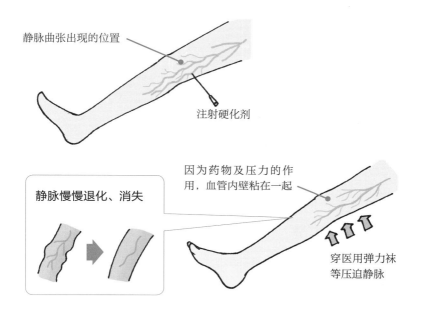

静脉曲张出现的位置

注射硬化剂

静脉慢慢退化、消失

因为药物及压力的作用，血管内壁粘在一起

穿医用弹力袜等压迫静脉

患有下列疾病的人，正在服用的药物可能会对硬化疗法产生影响，不适合这种治疗方法。如果想要治疗的话，请与医生商谈。
- 有深静脉血栓病史的人
- 患支气管哮喘的人
- 服用激素制剂（口服避孕药）的人
- 服用治疗骨质疏松药物的人

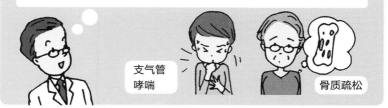

支气管哮喘

骨质疏松

一起来看一下硬化疗法的顺序

◎ 皮肤出血和疼痛会慢慢消失

刚刚治疗过后，因为皮下出血的原因，会出现紫红色的淤青，1~2周后就会消失。另外，还会沿着静脉出现茶褐色的色素沉着以及疼痛的感觉。经过半年到一年的时间，色素沉着会慢慢变淡，而大部分疼痛的感觉一个月左右就会消失。但是以上症状存在个体差异。

术后不需要静养，治疗结束的当天，就可以从事轻微的办公室工作或家务，洗澡和泡澡则从术后的第二天开始。

◎ 可能会出现并发症

治疗的部位可能会变红且出现强烈的疼痛感，这是因为静脉内出现血栓引起的血管静脉炎。

另外，有极少数人会出现血栓堵塞深静脉和肺部血管的状况。出现这样的症状时，请快速联系负责治疗的医疗机构。

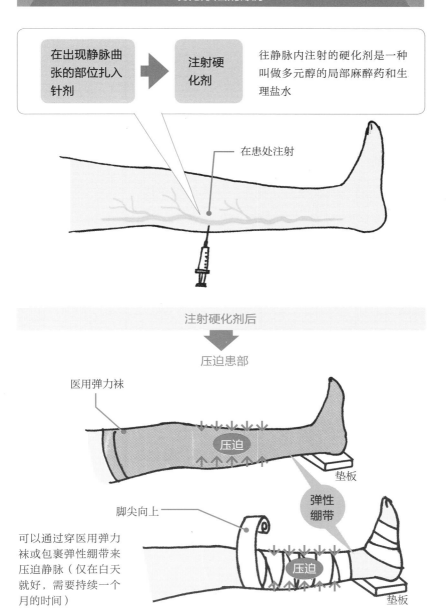

在出现静脉曲张的部位扎入针剂 ➡ 注射硬化剂

往静脉内注射的硬化剂是一种叫做多元醇的局部麻醉药和生理盐水

在患处注射

注射硬化剂后

压迫患部

医用弹力袜

压迫

垫板

弹性绷带

脚尖向上

可以通过穿医用弹力袜或包裹弹性绷带来压迫静脉（仅在白天就好，需要持续一个月的时间）

压迫

垫板

将静脉结扎，防止血液逆流

◉ 静脉结扎后，肿块变小

高位结扎术中的结扎是捆绑或打结的意思。而高位指的就是鼠径部，当然也会有切开膝盖内侧将静脉结扎的情况出现。

手术时，需要在大腿根部切开一个2~3厘米的小口，在深静脉与大隐静脉的合流处打结、分离，以此达到防止血液逆流的作用，静脉曲张的肿块也会慢慢变小。这种治疗方法在日本也可用医保。

局部麻醉之后，15分钟就可以完成高位结扎术。

◉ 复发风险较高，现在一般不用

现在，几乎不会单独使用高位结扎术，这主要是因为高位结扎术后容易复发。还有一个原因就是，激光治疗目前也可以用医疗保险。

第 4 章

自己可以做到的
即效对策

现在马上可以采用的对策和预防
方法

仅仅是穿上血流就通畅了

◉ 消除腿部的疲倦感后静脉曲张也就不再恶化

在下肢静脉曲张的治疗方法中，有一种就是压迫疗法。这是一种通过给下肢施加压力，起到改善静脉曲张的治疗方法。其中最具代表性的就是穿医用弹力袜，这是一种穿上压力很强的特殊袜子后，将有静脉曲张的下肢一下子绷直的治疗方法。医用弹力袜在脚踝处的压力最强，越往上压力越弱（参考第109页的图）。

医用弹力袜阶梯式压迫腿部，静脉受到压力后，可防止血液逆流。另外，因为肌肉拉紧淤积的血液也会因为压力容易从腿部返回心脏，改善静脉血液流通。此外，穿上医用弹力袜之后，每走一步，就能绷紧以及放松小腿肚、脚踝、脚心等部位，可以改善静脉血液流通。改善血液循环，血液向上流动，可以消除腿部沉重疲倦的感觉，从而使静脉曲张不再恶化。医用弹力袜不需要吃药或手术，只是穿着就可以了，因此，很多人会觉得"还有这么轻松的事儿，我现在马上去买"。但是一定要注意的是，医用弹力袜和商店卖的普通袜子的压力和持久性有很大的差别，普通袜子比医用弹力袜压力小，没有改善下肢静脉曲张的作用。

医用弹力袜的特征

构造

越到上边的位置，对腿部束缚的压力越小

脚踝受到的压力最大，将血液向上推送

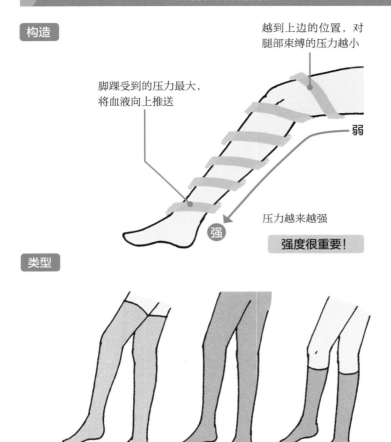

弱

压力越来越强

强

强度很重要！

类型

长筒袜型　　　　连体型　　　　中筒袜型

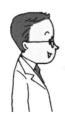

在市面上贩卖的医用弹力袜中，选择标有"阶梯式压力设计"的款式，具体的压力大小，还需要和医生商量。

牢记正确的穿脱方法

● 谨遵医用弹力袜穿脱指导

在医疗机构专业医生的指导下，患者根据自己的病情，选择适合自己的医用弹力袜。

最近日本的很多医院会按照日本静脉学会认证的"医用弹力袜指导说明"对患者进行极为细致的指导。

医用弹力袜使用指导除了有弹力袜的选择方式以及判断尺寸的方式外，还记录了各种各样使用时遇到的案例，例如怎样的穿脱方式更加方便，穿着时如何减轻不适感或者让压力变小的方法，长时间使用的建议等。就像字面上的意思那样，这是一个非常可靠的医用弹力袜的指导专家。

患者在激光治疗、静脉剥脱术或硬化疗法后，穿着医用弹力袜，在提高治疗效果的同时，还可以预防腿部水肿等。

为了穿着的舒适感，接受下肢静脉曲张的治疗时，一定要向医疗机构的工作人员询问是否有医用弹力袜的穿脱指导。

1 将手伸进弹力袜中，从袜子内侧轻轻捏出脚后跟的位置		**2** 抓着脚后跟，将袜子翻出来到脚后跟的位置	

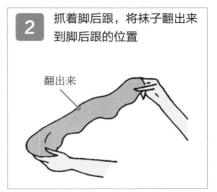

拉出脚后跟的位置

翻出来

3 从脚尖到脚后跟的部分塞进弹力袜里，将弹力袜脚后跟的位置和自己脚后跟的位置重合		**4** 将脚后跟稍微向上提至脚踝的位置	

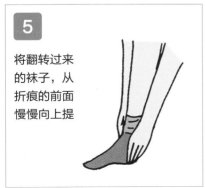

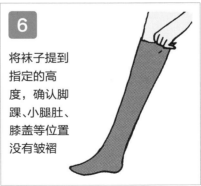

5 将翻转过来的袜子，从折痕的前面慢慢向上提

6 将袜子提到指定的高度，确认脚踝、小腿肚、膝盖等位置没有皱褶

1 两只手将弹力袜的开口部分扯开

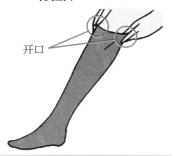

开口

2 一鼓作气将弹力袜脱至脚踝的位置，两只手的拇指插入袜子里

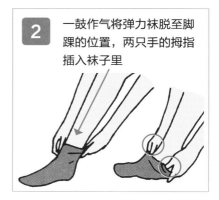

3 将弹力袜翻转过来顺势脱下

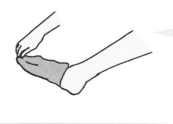

⚠ **注意**

不要在脚踝处留下硬硬的皱褶

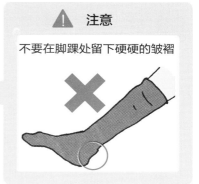

医用弹力袜·指导专家

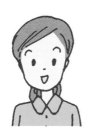

医用弹力袜·指导专家的认证制度为，为了培养熟知医用弹力袜正确的使用方法，能够回答患者疑问的医疗机构从业者，2002年，日本静脉学会总部开始组织培养委员会。在演讲会上学习知识，并且指导过一定数量患者的人就会被认定为医用弹力袜·指导专家。日本从2002年4月开始，医用弹力袜被认定为医疗器械。

辅助穿脱医用弹力袜的用品

脚踏

在穿医用弹力袜之前，用脚踏一样的东西将脚尖包裹起来，可以借助脚踏的滑力，将医用弹力袜穿上去，将脚踏与脚后跟的位置重合，就可以将其拔出来。

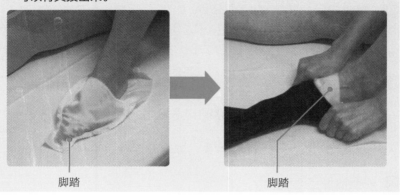

脚踏　　　　　　　　　　　　　　脚踏

医用弹力袜辅助器

此产品面向手指力量较弱，很难向上拉扯袜子的人。预先将医用弹力袜覆盖在这个辅助工具上，随后将脚伸入，然后辅助提拉。

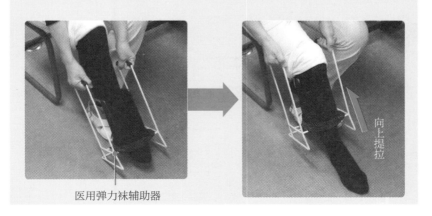

医用弹力袜辅助器

向上提拉

了解其特性让穿脱更舒适

◎ **测量尺寸，确认皮肤的状态**

选择医用弹力袜时，需要注意以下几点。

1 确认尺寸

选择医用弹力袜时，需要测量脚踝、小腿肚最宽的地方，以及膝盖以上10厘米的部位的尺寸，然后选择适合自己的弹力袜。

2 观察皮肤的状态

确认皮肤是否存在湿疹、皮肤炎等皮肤疾病，或者因为干燥引起的皮肤龟裂、创伤、变色等状况，如果有皮肤疾病的话，就不适合穿医用弹力袜。

3 穿脱的时机

医用弹力袜用于处于血液更容易在下肢淤积的站立体位时，一般来说，起床时穿上，入睡前脱掉较好。但是，如果穿着睡觉时专用的加压袜可以减轻腿部的重量，睡得更舒服的话，睡觉时穿也可以。

测量腿部尺寸的方法

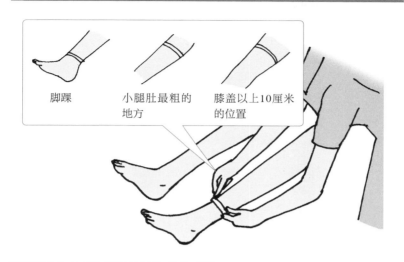

脚踝

小腿肚最粗的地方

膝盖以上10厘米的位置

洗涤医用弹力袜时的注意事项

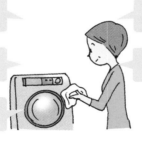

为了保持干净，穿一天就要清洗

装入洗衣网里

不能使用漂白剂和柔顺剂

不可使用甩干机

水温控制在50度以下

※按照你购买的医用弹力袜的说明书清洗

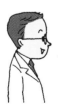

如果怕损坏医用弹力袜不去清洗直接穿着的话，不仅不卫生，也不利于弹力袜的维护。

只穿不洗除了不卫生以外，袜子一直处于伸长的状态的话，压力会降低。在只穿不洗的患者中，很多人的医用弹力袜只穿了一个月就没有什么压力了。

穿着时的注意事项

◎ **检查皮肤是否长疹子、溃烂**

如果皮肤出现了疹子、溃烂的状况，就需要立刻停止使用医用弹力袜。如果使用方法错误的话，医用弹力袜就会起皱褶，皱褶的部位压力就会高于平时，可能会对皮肤造成伤害（压迫创伤、压疮）。穿着医用弹力袜时，需要养成确认脚踝、小腿肚、膝盖内侧等部位是否出现皱褶。

有以下疾病或症状的人，不能穿医用弹力袜，或者在医生的监督下谨慎使用。详细情况还需要和医生商谈。

● 动脉血流不畅的人

● 皮肤有急性炎症、创伤，下肢变形的人

● 患淤血型心脏衰竭、糖尿病、重度深静脉血栓的人

患糖尿病的人，因为末梢神经障碍，很难察觉到血液不通畅以及皮肤问题，虽然也可以使用医用弹力袜，但是必须严密观察皮肤的状态。

错误使用医用弹力袜的例子

| 医用弹力袜的脚后跟和自己的脚后跟不重合 | 脚后跟和膝盖内侧的部位出现皱褶 | 膝盖上方的部分折起来使用 |

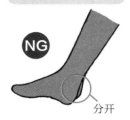

分开

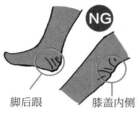

脚后跟　　　膝盖内侧

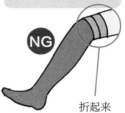

折起来

1 没有脚尖的弹力袜的边缘很容易卷起来，所以穿的时候要全部拉伸开。如果脚尖被橡皮筋勒住的话，就会出现淤血，脚趾产生疼痛的感觉

边缘非常容易卷起来，拉伸之后再穿

脚尖

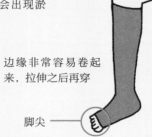

2 穿弹力袜的时候，在镜子前检查穿着方式是否正确，穿上之后要经常检查

穿弹力袜后

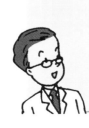

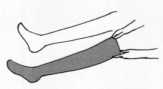

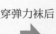

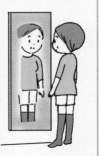

利用简单的动作将淤积的血液输送回心脏

◉ 腿水肿的时候做效果最好

改善下肢血液循环可以使淤积的血液返回心脏，让血液循环更加通畅。为了达到这样的效果，需要经常使用、锻炼小腿肚的肌肉。小腿肚又被称为"第二心脏"，锻炼此处的肌肉，可以利用唧筒作用，提高下肢乃至全身的血液循环。接下来为大家介绍何时何地都能做的简单的体操。

1 在腿部容易水肿的下午到晚上做体操

长时间处于站立的状态时，静脉会出现肿块或水肿等状况，因此，一天之中，如果因为长时间站立或长时间坐在椅子上，腿部出现水肿的状态，做体操是非常有效果的。

可以在下午工作的空隙及晚上做体操。

2 灵活运用碎片时间

比起周末拼命做体操3小时，每天断断续续做20分钟体操效果更好。可以一边做其他事，或者利用空隙时间做体操。

唧筒作用体操①：跳操

选一块平地，手臂大幅摆动，
抬腿，有节奏的跳操。
在晚上睡觉前跳20次左右。

⚠️ **注意**

小心不要跌倒

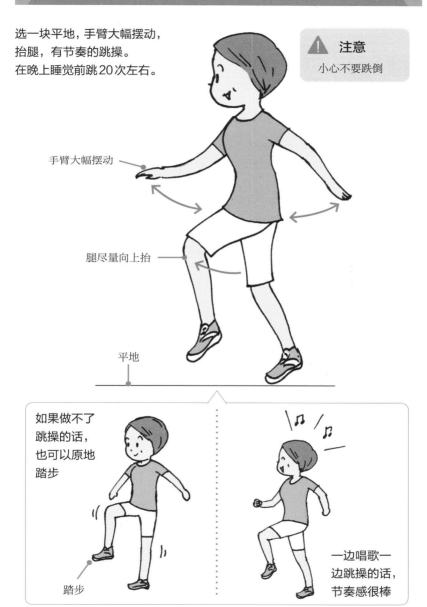

手臂大幅摆动

腿尽量向上抬

平地

如果做不了
跳操的话，
也可以原地
踏步

踏步

一边唱歌一
边跳操的话，
节奏感很棒

10 次是 1 组，做 3 组

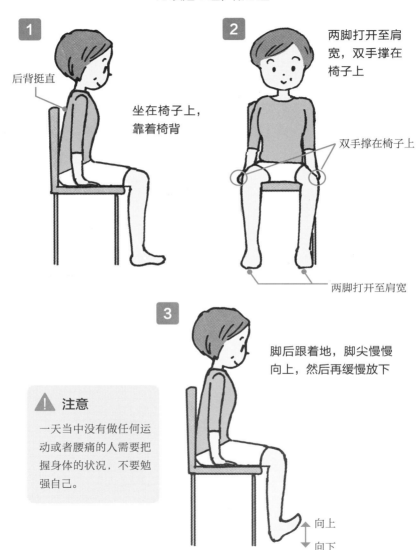

1

后背挺直

坐在椅子上，
靠着椅背

2

两脚打开至肩
宽，双手撑在
椅子上

双手撑在椅子上

两脚打开至肩宽

3

脚后跟着地，脚尖慢慢
向上，然后再缓慢放下

⚠ **注意**

一天当中没有做任何运
动或者腰痛的人需要把
握身体的状况，不要勉
强自己。

向上
向下

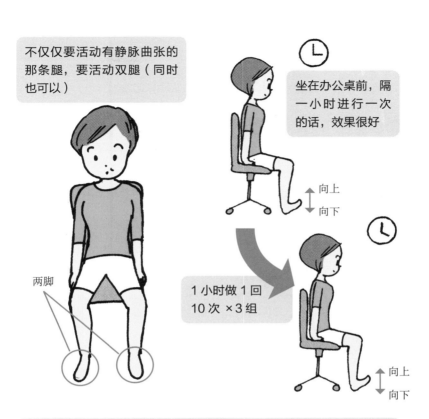

不仅仅要活动有静脉曲张的那条腿，要活动双腿（同时也可以）

两脚

坐在办公桌前，隔一小时进行一次的话，效果很好

向上
向下

1 小时做 1 回
10 次 ×3 组

向上
向下

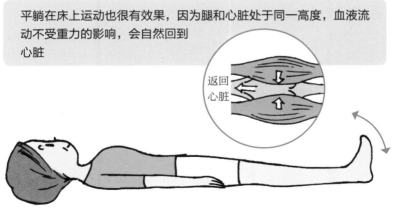

平躺在床上运动也很有效果，因为腿和心脏处于同一高度，血液流动不受重力的影响，会自然回到心脏

返回心脏

5~10 次为 1 组，3 组以上会出现比较明显的效果

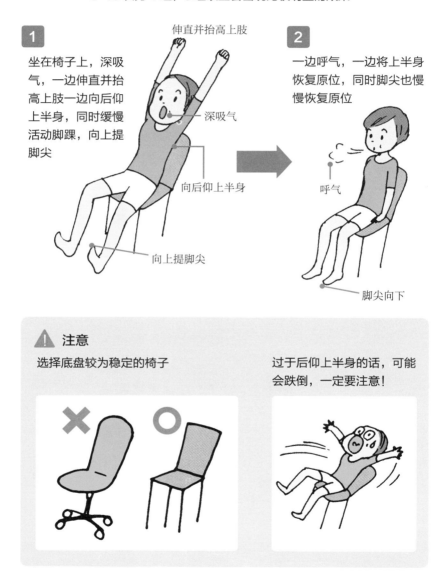

1

伸直并抬高上肢

坐在椅子上，深吸气，一边伸直并抬高上肢一边向后仰上半身，同时缓慢活动脚踝，向上提脚尖

深吸气

向后仰上半身

向上提脚尖

2

一边呼气，一边将上半身恢复原位，同时脚尖也慢慢恢复原位

呼气

脚尖向下

⚠ **注意**

选择底盘较为稳定的椅子

过于后仰上半身的话，可能会跌倒，一定要注意！

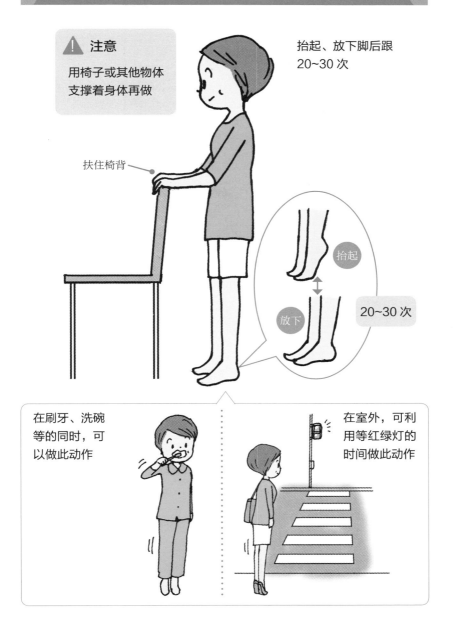

⚠ **注意**

用椅子或其他物体支撑着身体再做

扶住椅背

抬起、放下脚后跟 20~30 次

抬起

放下

20~30 次

在刷牙、洗碗等的同时，可以做此动作

在室外，可利用等红绿灯的时间做此动作

走路可以提升下肢血流

基本的步行方法

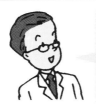

走路是加快下肢血液循环最简单的运动。最近的研究显示，只要稍微注意一下走路方式，就可以提高血流量，根据自己的节奏，一起走路吧！

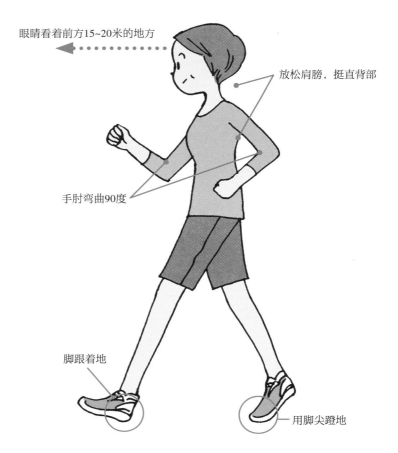

眼睛看着前方15~20米的地方

放松肩膀，挺直背部

手肘弯曲90度

脚跟着地

用脚尖蹬地

安全有效的步行方式

大步走路 加大走路的步幅，增加腿部肌肉的活动量。即便走相同路线的道路，血流量也会提高

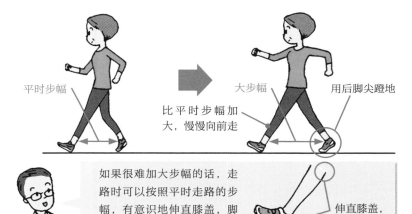

平时步幅

大步幅　　　　用后脚尖蹬地

比平时步幅加大，慢慢向前走

如果很难加大步幅的话，走路时可以按照平时走路的步幅，有意识地伸直膝盖，脚跟着地。

伸直膝盖，脚跟着地

要注意休息 当步行的路程距离感到疲劳的路程的 8 成时，就休息 5 分钟吧

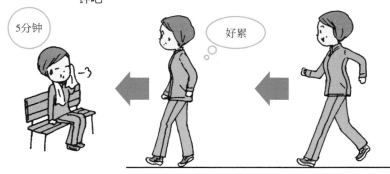

5分钟

好累

没必要长时间持续步行，劳逸结合的步行也会起到改善下肢血液流通的作用。

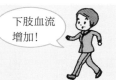

下肢血流增加！

自己按摩全腿

◉ **安全的按摩可以缓解腿部的酸痛和水肿**

当你感觉"腿好累就像一根棍子""腿好肿"的时候，推荐按摩。有的人说，泡澡后按摩身体，会很快进入睡眠。

商店有用于腿部按摩的按摩霜和按摩精油出售，选用自己喜欢的按摩霜或按摩精油按摩腿部，还有舒缓心情的效果。

按摩时需要注意以下几点。

- 按摩时，用双手的掌心从膝盖上方向大腿根部的方向提拉
- 膝盖以上的按摩结束后，从脚后跟向小腿肚的方向提拉
- 不要用太大的力气
- 有静脉曲张的部位，不要用力按压或揉搓
- 按摩双腿

单腿提拉 3~5 分钟

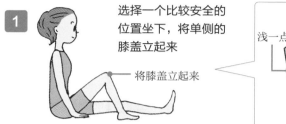

1 选择一个比较安全的位置坐下，将单侧的膝盖立起来

将膝盖立起来

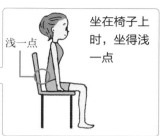

浅一点

坐在椅子上时，坐得浅一点

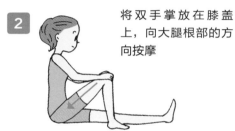

2 将双手掌放在膝盖上，向大腿根部的方向按摩

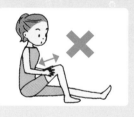

⚠️ **注意**

● 不要用力揉有静脉曲张的部位
● 按摩的方向要一致，不能上下重复

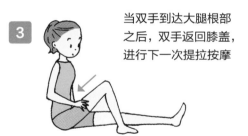

3 当双手到达大腿根部之后，双手返回膝盖，进行下一次提拉按摩

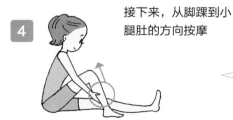

4 接下来，从脚踝到小腿肚的方向按摩

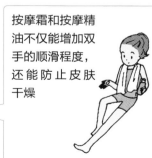

按摩霜和按摩精油不仅能增加双手的顺滑程度，还能防止皮肤干燥

避免同一个姿势，注意不要脱水

◎ **利用日常生活中可以做到的事情防止恶化**

前面介绍过的医用弹力袜以及提升下肢血量的体操等应对措施，不需要特意花时间去做，而是在工作等日常生活中就可以做到，而且能够发挥更大的效果。

日常生活中，需要长时间站立或者长时间坐在办公桌前的人需要有意识采取一些改善下肢血流的措施。

◎ **女性会因为怀孕、分娩而患下肢静脉曲张**

希望在家里接受照护的人，注意不要让静脉曲张继续恶化。需要照护的50多岁的人，随着年龄的增加，非常容易出现下肢静脉曲张。如果已经出现轻微的病症的话，就会非常容易恶化。

即便是年轻人，女性也会因为怀孕和分娩患下肢静脉曲张。原因之一就是，女性的血管会因为雌性激素变得柔软。因此，知道自己怀孕以后，可以尽早穿医用弹力袜，起到预防下肢静脉曲张的作用。

能坐着工作就坐着

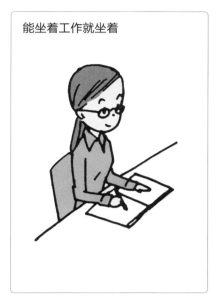

穿医用弹力袜（参见第 108~117 页）

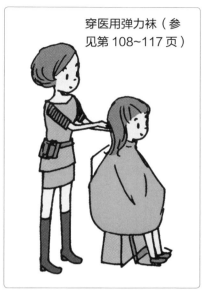

休息时，做加快血液流动的体操，推荐上半身向后仰＋旋转脚踝的体操（参见第122 页）

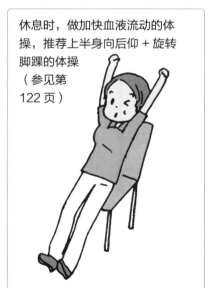

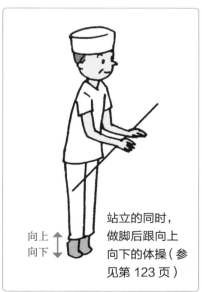

向上
向下

站立的同时，做脚后跟向上向下的体操（参见第 123 页）

第**4**章 自己可以做到的即效对策 **129**

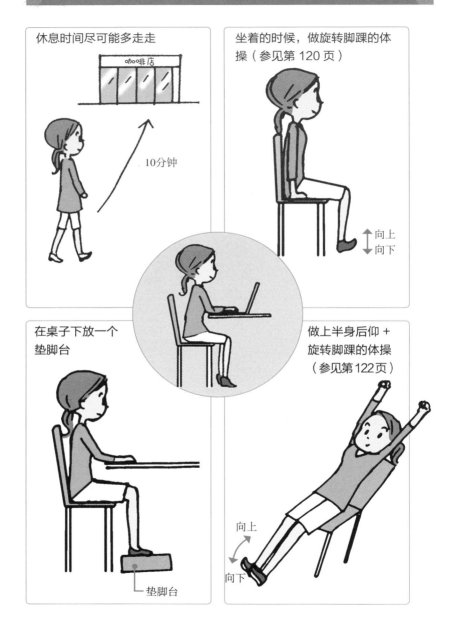

休息时间尽可能多走走

咖啡店

10分钟

坐着的时候，做旋转脚踝的体操（参见第 120 页）

向上
向下

在桌子下放一个垫脚台

垫脚台

做上半身后仰 + 旋转脚踝的体操（参见第122页）

向上

向下

怀孕的人应对下肢静脉曲张的方法

知道自己怀孕以后　　● 从怀孕初期就开始穿医用弹力袜

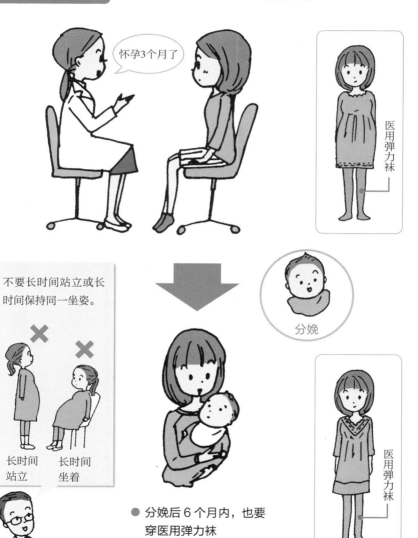

怀孕3个月了

医用弹力袜

不要长时间站立或长时间保持同一坐姿。

长时间站立

长时间坐着

分娩

医用弹力袜

● 分娩后 6 个月内，也要穿医用弹力袜

● 选择步行等比较轻松的运动

● 选择让你开心的运动，目标不要设置太高

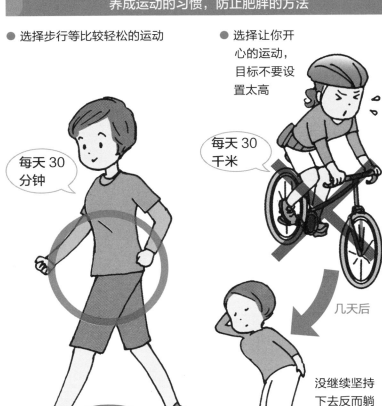

每天30分钟

每天30千米

坚持是最重要的！

几天后

没继续坚持下去反而躺在床上

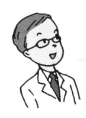

市面上有很多宣称可以消除腿部疲劳的商品，甚至有宣传"治疗静脉曲张"的商品。这些商品虽然可以延缓病情恶化，但是如果不接受正规的治疗，自己是无法根治静脉曲张的。

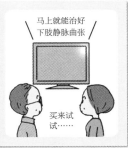

马上就能治好下肢静脉曲张

买来试试……

注意饮食

通便 富含膳食纤维的食物可以预防便秘

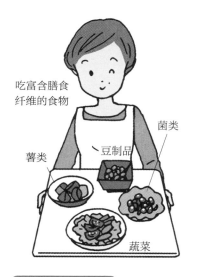

吃富含膳食
纤维的食物

菌类

薯类 豆制品

蔬菜

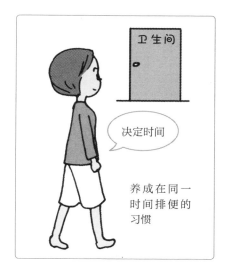

卫生间

决定时间

养成在同一
时间排便的
习惯

维持正常的血压 减少盐分的摄入可以预防高血压和水肿

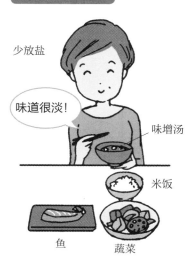

少放盐

味道很淡!

味增汤

米饭

鱼 蔬菜

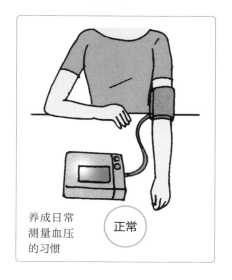

养成日常
测量血压
的习惯

正常

注意不要脱水以及被细菌感染

注意不要脱水　如果身体有脱水的倾向，血液浓度就会上升，容易引发血栓性静脉炎。特别是夏天如果出了很多汗，一定要及时补水

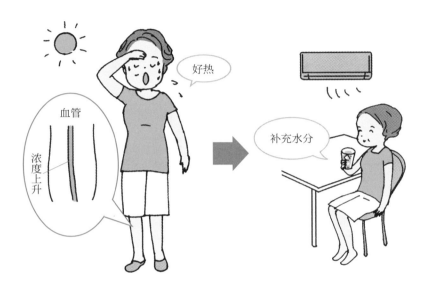

注意细菌的侵入　脚掌和脚趾之间因为受伤或脚气等原因被细菌感染，容易引发蜂窝织炎，出现大范围的疼痛及红肿。因此保持双脚的清洁很重要

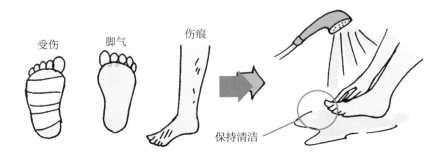

第 **5** 章

治疗后迈入轻松的生活

迈向新生活的选择

腿部的行走能力是健康长寿的基础

◎ 下肢静脉曲张有引起失用综合征的风险

最近，常听到或看到"健康寿命"这个说法。健康寿命指的是，不需要照护，身心都能自立生活的时间。日本厚生劳动省发布的2015年的数据显示，日本人的平均寿命为，男性80岁、女性87岁，而健康寿命男性只有71岁、女性为74岁。健康寿命与平均寿命的差别为，男性相差9岁、女性相差13岁。这就意味着，在这期间，身心出现了某些问题，导致生活无法自理。

与健康寿命关系最密切的就是自己步行的能力。自己能走去想去的地方是维持积极生活最基础的能力。而且，独自行走不仅可以防止身体功能衰退，还能保持大脑年轻。

但是，如果腿部出现发酸、觉得沉重、发热、夜里抽筋等导致无法入睡，小腿肚出现肿块看起来很难看等症状的话，会怎么样呢？就会影响正常走路。如果无法正常行走的话，不仅全面降低活动量，还会诱发只能卧床的失用综合征。为了预防失用综合征，必须治疗包括下肢静脉曲张在内的腿部疾病。

下肢静脉曲张可能会引起的生活问题

降低睡眠质量

腿发沉，总是无法入睡

睡觉时，因为腿抽筋而醒来

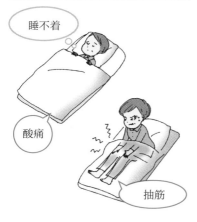

降低日常活动量

腿容易疲劳，因此避免外出

减少参加社会活动的机会，减少与他人的接触

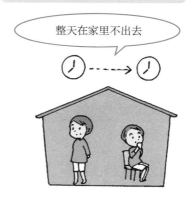

饮食质量降低

破坏营养均衡，缺乏营养

食欲降低，体力衰退

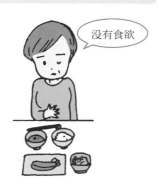

诱发失用综合征

认知能力降低

增加卧床的风险

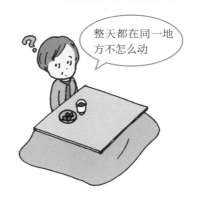

可以自己预防下肢静脉曲张复发

◎ 加强腿部运动，促进血液循环

近十几年来，下肢静脉曲张的治疗飞速发展。但是，在以前，经常有刚刚接受治疗就复发的案例出现。而现在，在专业的门诊就诊时，患者根据自己的病症选择合适的治疗方法后，大大减轻了复发的风险。

虽然如此，但是也不是说完全不会复发。这是因为下肢静脉曲张与遗传及体质有关。原本就容易患下肢静脉曲张的人，也容易复发，因此努力预防复发非常重要。

为了预防下肢静脉曲张复发，需要改变生活环境，改善生活习惯。例如，在日常生活和工作中，只需要稍微花一点功夫就能预防下肢静脉曲张复发。仅仅在平常多走动，休息时多做体操，就能起到不一样的效果。加强腿部运动，促进血液循环，可以起到预防复发的作用。下肢静脉曲张患者不仅要接受治疗，还要积极预防疾病复发。

生活中可以做到的事情

- 养成走路的习惯
- 不让身体受凉
- 下半身避免穿紧身的衣服
- 预防蛋白质摄入不足导致的营养缺乏
- 维持适当的体重

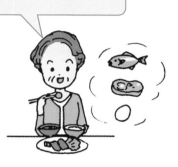

工作中可以做到的事情

- 从事长时间站立工作的人增加步行的时间
- 休息时做体操（参见第118~123页）
- 坐在办公桌前的时候，将脚垫高

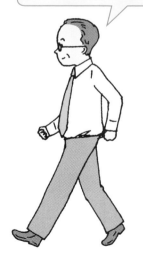

安全护理

- 穿医用弹力袜
- 给腿做按摩（参见第127页）
- 睡觉时将腿垫高

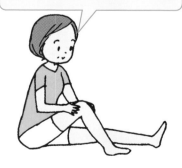

不要错过就诊的时机

◉ 选择有血管外科的医院

除了极少数的患者，下肢静脉曲张并不是一种能够危及生命的疾病。因此，很多人即便出现了小腿肚上长肿块、腿沉重、腿抽筋等症状，都会觉得"不影响日常生活""慢慢自己就好了吧"等，然后放任其发展。但是，如果对下肢静脉曲张置之不理，并不会令其治愈。

询问患者来治疗的原因时，得到的回答大多是"家人让来的""孙子觉得我的腿好恶心""注意到了别人盯着看的视线"等亲人推荐或视觉上不舒服这样的原因。这就是治疗的时机。

提起症状，其实与症状重还是轻无关，只要觉得腿有违和感就可以去医院就诊。不要放过这些信号。

接下来应该注意的是，该去看什么科室。虽然皮肤科或整形外科都可以治疗下肢静脉曲张，但是最专业治疗这种疾病的还是血管外科。最近，日本很多医院或诊所都在网站主页上公布了治疗内容等信息。推荐大家去有血管外科的医院就诊。

下肢静脉曲张应该选择什么样的科室

医院

皮肤科	整形外科	血管外科
如果下肢静脉曲张恶化引起了皮肤炎症，只能涂药，无法根治	可以治疗轻度下肢静脉曲张。但是以美容为目的的治疗需要自费	由专业的血管外科医生来诊察、治疗下肢静脉曲张

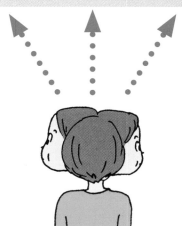

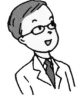

选择有专门治疗下肢静脉曲张的血管外科的医院比较好！

听取已经接受治疗的人的意见很重要

◎ 认真浏览医疗机构的网站主页

选择医疗机构时，听取已经在这家医疗机构治疗过患者的建议非常重要。网络信息虽然便利，但是也有很多陷阱。特别是有很多费用的陷阱。

注意检查医疗机构主页上的这些信息。

1 关于下肢静脉曲张的说明是否简单易懂

2 是否有从诊察到诊断的说明

3 是否介绍了主要的治疗方法

4 是否写出了治疗费用（可以用医保还是必须自费）

5 是否公布了自己的治疗实绩（真实案例的数量）

6 是否有主治医生的介绍

7 是否有工作人员的介绍（是否有医用弹力袜指导专家）

8 是否和大学医院合作

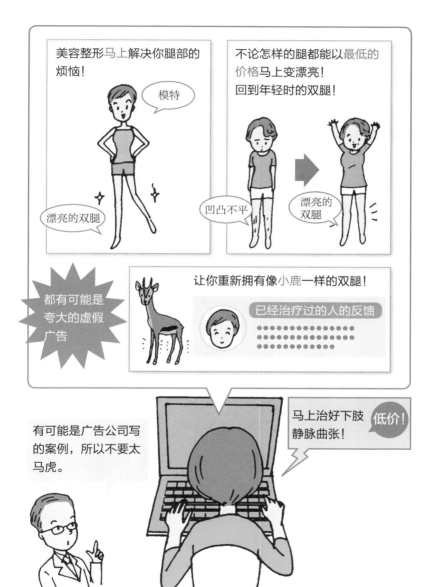

患者协助医生一起治好疾病

◎ **如果患者对治疗有任何疑问，可以咨询其他医疗机构的专业医生**

是否听过"知情同意"？其意思是，不仅限于治疗下肢静脉曲张，医生要主动向患者传递疾病相关的信息，得到患者的同意后进行治疗。

进入现代以后，在患者和医生双方同意下，进行协同治疗的思考方式成为主流。因此，治疗不是全靠医生，患者也需要作出合适的选择。

医疗不是万无一失的，有不确定的部分。因此，患者需要完全理解这部分内容。在患者完全明白之前，有一直询问医生的权力。患者在询问关于治疗方法及术后的问题时，如果遇到回答不亲切、不耐烦的医生，可能对治疗就会产生不信任感。这时，建议听取其他专业医生的意见。其他专业医生的意见是指，听取了医生的建议后，仍然有疑问，或者无法接受治疗方案时，听取其他医疗机构的建议。这是现代社会的共识，没必要在意最初就诊的医疗机构和医生。

下诊断非常谨慎

作出诊断前，需要经过问诊、视诊、B超检查（参见第66页），只要忽略一个步骤，这样的医生就不推荐

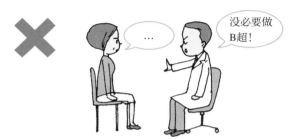

与患者的交流有顾虑

能够认真地回答患者提出的问题，并给出详细的解释

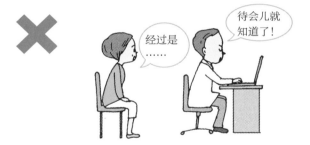

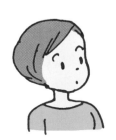
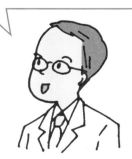

"期待春天的到来" K女士（60多岁女性）

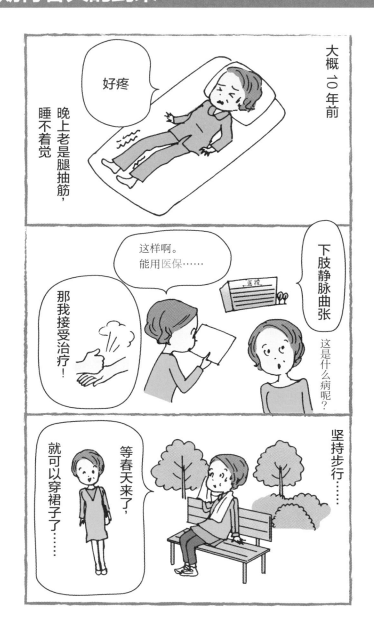

K女士是一名60多岁的家庭主妇。大约20年前，她意识到右腿的小腿肚开始出现凹凸不平的肿块，皮肤下的血管变成了墨绿色，并且上浮到表皮下。当时，虽然皮肤看上去凹凸不平，但是没什么特别的能够感受到的症状，只是觉得看起来碍眼。只是，如果当天长时间站立做家务的话，腿就会变得很肿，就算躺下，也觉得腿很沉。

但是，因为养育孩子十分繁忙，就没有过多在意，接下来，晚上睡觉的时候，右腿开始抽筋。在熟睡中，右小腿突然出现剧烈的疼痛并且伴随抽搐，伸直也没什么用，那种疼痛无法忍受。

因为总是在熟睡中抽筋，一旦醒来，就再也无法入睡，经常睁着眼睛到天亮。而且，还会担心今晚腿会不会再疼，长此以往无法好好睡觉，会影响健康。因此，K女士决定去医院看看。

于是，被诊断为下肢静脉曲张。这是距今10年左右的事情。

当时，治疗静脉曲张，手术治疗是第一选择。因为当时血管内治疗还未纳入医保，费用特别高。当时是一个需要住院1周、手术费用也高达数十万日元的普通年代。

在犹豫是不是要入院治疗的时候，K女士听说血管内治疗被纳入了医保。于是一个月后，K女士接受了血管内治疗。

接受血管内治疗时，K女士仔细研究了能够治疗下肢静脉曲张医院的网站主页，同时确认了医院的成功案例数量。那时，她遇到了专业的医生，毫不犹豫地下定决心做手术。手术后，腿部凹凸不平的肿块彻底消失，自然看起来好看了许多。除此之外，让K女士最高兴的就是腿晚上不再抽筋，也不肿了。

右腿接受治疗之后，左腿也接受了治疗。和上次一样，手术后只休息了大约1小时，就自己坐电车回家了。

这次手术之后，K女士的步伐与平时的步伐没什么大的区别，站立坐下都没什么不舒服的地方。虽然现在在穿医用弹力袜，但是一个月后如果复查没什么问题的话，就不用再继续穿医用弹力袜了。

K女士说："今后，我会坚持走路，去体操教室，预防疾病复发。"如果你也正在为下肢静脉曲张烦恼的话，尽早接受治疗，人生会更加美好的。最后她补充说："又能穿裙子了，期待春天的到来。"

T女士（50多岁女性）"再也不因为腿而自卑了"

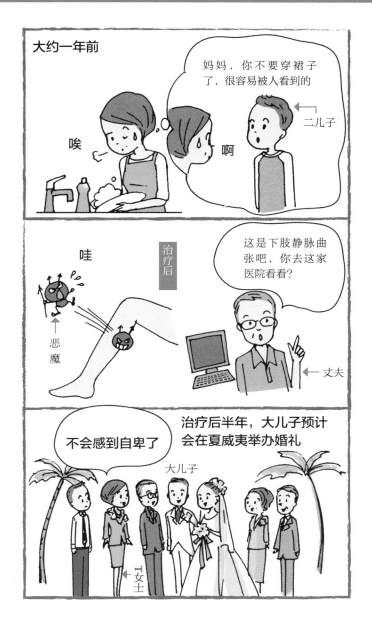

我的右腿里住着一个"恶魔"，越想越烦。右腿的小腿肚有梅干大小的凸起。虽然这是自己身体的一部分，但是面对几处青黑色的凸起，总是想移开目光。除了视觉上不想看到以外，还会出现水肿和瘙痒等症状。而且，最让人痛苦的就是，晚上出现的剧烈的腿抽筋。抽筋带来的疼痛，像是"恶魔"干的勾当那样激烈，时间长的话，会一直持续30分钟。

一年前的某天，当时还是中学生的二儿子无意中说："妈妈明明是女人，却穿不了裙子，好可怜。"这句话让我非常难受，因为被家人发现了我不想因为看到腿而难过，于是经常穿裤子的事实。

当我觉得"我妈妈的腿也有这样的凸起，所以没办法"的时候，丈夫说："那是下肢静脉曲张吧。"这句话成为消除我痛苦的关键。在网上查资料的时候，我知道了小腿肚出现凸起的原因是，腿部静脉的静脉瓣损坏，导致血液无法返回心脏，淤积在腿部。我相信了这种说法。随后，我查了很多医院的资料，决定去治疗下肢静脉曲张案例较多的医院接受治疗。至于费用方面，我选择了明确表示可以使用医保的医院。

诊断结果是，我的下肢静脉曲张还未恶化，属于大隐静脉曲张。于是马上接受了治疗。

治疗方法是，在静脉内部插入很细的导管，然后照射激光，灼烧静脉瓣损坏的血管。血管被破坏之后，梅干状的凸起也随之消失了。手术前，虽然医生详细地向我解释了灼烧血管这种治疗方法，但是那时我还是觉得很害怕。但是比起担心，还是做起来更容易，事实上，在治疗的过程中，没有任何疼痛的感觉。只是在治疗后，腿稍微有一点点发热，而且几天后就消失了。

小腿肚上的凸起、水肿、瘙痒、抽筋全都消失了。我再也不因为腿而自卑了，可能说起来有点夸张，击退了住在我腿里的"恶魔"。

半年后，大儿子在夏威夷举行了婚礼。我每天觉得，没有烦恼的人生，真是太好了。

"困扰了我整整 10 年的烦恼，20 分钟就解决了"

N 先生（70 多岁男性）

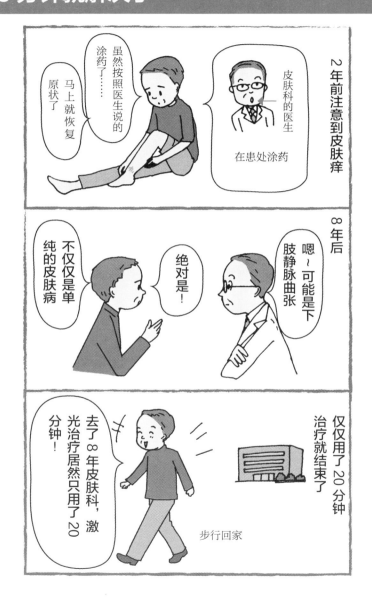

左脚踝的皮肤炎症，困扰了N先生整整10年。他表现出的症状只有完全不疼的皮肤凸起，以及视觉效果非常差的红褐色的小点。而且，即便触摸患处，也不会出现凸起。

N先生没有忽视自己的皮肤炎症，意识到皮肤问题的第二年，就去皮肤科接受了治疗。然后，按照医生的指示，将开好的药途在了患处。随后，发红和瘙痒虽然暂时消失了，但是，几天后就会恢复原状，又会出现红褐色的湿疹。尤其泡澡后，会变成正红色。明明一直都在看皮肤科，怎么还治不好呢？每天看着得了皮肤炎的腿，N先生百思不得其解。家人也十分担心。为了以防万一，他去了三家不同医院的皮肤科，但是全部都只是开了涂抹的药膏。

这样的状态持续了多年，N先生睡觉时腿开始抽筋，走路时，所有出现炎症的部位开始出现疼痛的症状。觉得此事蹊跷，绝对不仅仅是皮肤炎症的N先生下决心去问皮肤科的医生。N先生问得很详细。几天后，得到了"可能是下肢静脉曲张，去这些医院的科室看看吧"的建议。

N先生虽然第一次听说下肢静脉曲张，但是在家人帮忙调查下，发现和自己的病症非常相似。于是，非常吃惊的N先生，立刻去专门治疗静脉曲张的医院就诊。此时距离他第一次去皮肤科就诊已经过去了8年。

B超诊断结果显示，N先生的皮肤炎症确实是下肢静脉曲张恶化引起的淤积型皮肤炎症。于是N先生接受了照射激光的血管内治疗。虽然N先生当初听到的治疗方式是通过激光灼烧血管，起到破坏血管的作用这种治疗方法时，内心非常不安，但是当医生说明了，治疗只需要20分钟，当天就能回家，且可以使用医疗保险等情况后，终于放下心来，接受了治疗。

因为实施了麻醉，所以治疗过程中，没有感到任何疼痛和不适。而且令他高兴的是，治疗结束后，马上就能自己步行回家。

激光治疗后的3个月，曾经每天困扰N先生的红褐色湿疹几乎全部消失了，而且晚上腿也不再抽筋了。其中最开心的就是，对自己身体的疑惑终于解开了。"像我一样去看皮肤科，但是解决不了问题的人应该还有。如果你也在为腿部的湿疹烦恼，不如去治疗下肢静脉曲张的专业医院看看。被皮肤炎症困扰了8年，最后20分钟就治好了。"

N先生看了一眼自己的腿，叹了一口气。这已经是过去的事情了。

"漂亮的双腿给了正在照护他人的她无限活力"

M女士（60多岁女性）

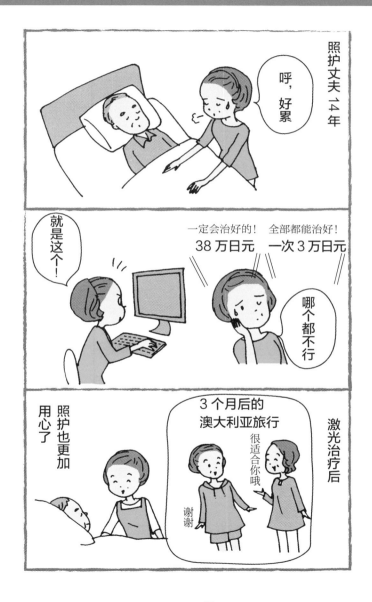

开始照护因为脑梗死不能自理的丈夫，是14年前的事了。虽然丈夫曾经恢复到了能够坐轮椅去旅行的程度，但是因为患了内脏的疾病，所以现在几乎只能卧床，需要照护程度为5，需要家人和专业机构的照护。虽然在专业机构里，有专业的照护师负责照护，但是在家里照护的重担全部落在了我身上。

刚开始照护的时候，我的眼里完全没有了自我。之后每每想起，应该就是那个时候，我的腿开始出现不适感。提起下肢静脉曲张，我会想到腿部难看的硬块，但是我的腿没有任何严重的症状，能感觉到的只是小腿肚有一点痒，以及会出现抽筋的现象。

我查了相关的资料，发现自己和下肢静脉曲张症状一样。资料显示，经常腿抽筋就是下肢静脉曲张患者的特征。然后我了解了一些治疗下肢静脉曲张的医院，马上就去就诊了。

2014年，去了在网上写着"一定能治好"的宣传语的市中心某医院接受治疗，被告知治疗费用高达38万日元，我觉得太贵了，就打算去别的医院。但是朋友都劝我继续在这里治疗，于是我暂时去了这家医院。一次的费用为3万日元，去了几次以后，并没有出现我想要的效果。我觉得这家医院不行，然后自己认真地在网上查询了别家医院的网站主页和负责下肢静脉曲张治疗的医生，终于找到了一家看着很靠谱的医院。

诊断我是大隐静脉型静脉曲张。治疗方式是血管内治疗（激光治疗）。治疗后的几天，泛红的地方就消失了。觉得我的腿回到了年轻的时候，非常开心。

其实我计划3个月后去澳大利亚旅行。将丈夫送入短期照护中心，自己趁这段时间出去旅行，转换一下心情，但是一直在意自己的腿。但是现在穿宽松的衣服和泳装的时候，再也不需要用浴巾盖住自己的腿了。光想到这点，就能重新振作起来。然后给接下来的人提供照护，注入了活力。漂亮的双腿让我觉得，我要活得更加丰富多彩。是不是很夸张？但是现在，我的心已经飞到了澳大利亚。

---

* 第146~157页的病例年龄为收集资料时的年龄

治疗下肢静脉曲张的相关预备知识

1 低侵袭性的医疗技术

最近的医疗技术十分重视检查和治疗给身体带来更小的影响。尽可能减少疼痛、发热、出血等现象的发生，减轻患者的身体负担，加快患者身体的康复。使用内视镜或导管等医疗器械，实施不损害生活质量的治疗方法。

下肢静脉曲张的治疗适用于低侵袭性的医疗技术。通过使用激光或高周波，使手术时间大幅降低成为可能。因此，术后不用住院，可以自己步行回家。

2 以美容为目的的下肢静脉曲张的治疗

下肢静脉曲张有四种类型。其中，除表皮下肢静脉曲张外，其余的侧支型下肢静脉、网眼状下肢静脉及蜘蛛网状下肢静脉曲张都属于轻度下肢静脉曲张。如果是这些情况的话，没有必要手术。在生活中，可以通过穿医用弹力袜，做提高腿部唧筒作用的体操，避免站立工作等，减轻腿部的不适感。

但是，如果觉得影响美观，也可以手术。可以去美容诊所或美容外科医院接受特殊的激光疗法（体表激光疗法）。但是因为在日本这样的病例数还很少，所以治疗效果不能保证。而且以美容为目的的治疗属于自费诊疗，不能使用医疗保险，因此确认费用非常重要。

3 上肢静脉迂曲

手臂不会出现静脉曲张。这是因为手臂距离心脏距离更近，基本不受重力的影响。

但是，有极少数人手背的血管会出现凹凸不平的凸起。随着年龄的增加，手背的血管会上浮至表皮下，看得很清楚。有可能是静脉血管变质，但绝对不是静脉曲张。

4 使用黏合剂的静脉闭锁疗法

最近出现了一种使用医疗用的瞬间黏合剂堵塞血管，治疗下肢静脉曲张的血管内疗法。这种治疗方法的特征是，不需要局部麻醉。但是，能够进行这种治疗的医院还很少，目前在日本还不能使用医疗保险，因此会花费数十万日元。

感谢您能读到最后。您已经初步了解了下肢静脉曲张的基本知识和它的治疗方法了吧！就像本书提到的一样，绝大多数下肢静脉曲张患者发生在小腿肚的部分，出现下肢沉重、酸痛、容易疲劳、水肿等典型症状。

接受了合适的治疗后，患者十分开心。"腿变轻了我很开心。"不仅如此，很多患者治疗后，脸上会挂着和初诊时完全不同的笑容来医院，这是因为不仅治好了他们的腿，还让他们拥有了好心情。

很多患者患下肢静脉曲张很多年了，所以我觉得，不仅仅改善了他们的病症，也解开了多年以来的心结。

治疗下肢静脉曲张的外科医生，主要的工作就是诊察、治疗身体的疾病，但是让人高兴的是，可以通过治疗身体的疾病，让患者获得好心情。随着经验的不断积累，我越来越觉得，人的身体和内心果然是一体的。

请您稍微拿出一点勇气，试着去有专业科室的医院接受治疗吧。希望腿部有疾病的患者，即使是一个人，也能重回快乐惬意的生活，让笑容重回面庞。

日本两国下肢诊所

●主编介绍

日本两国下肢诊所

专治腿部疾病的血管外科诊所。从2004年成立以来，就一直为病人提供以下肢静脉曲张为首的下肢综合治疗。两国下肢诊所为日本首家引进当天即可出院的可使用保险，通过人工剥膜术治疗下肢静脉曲张的医院，同时快速引进激光治疗，每月可实施100台以上的下肢静脉曲张手术。